老偏方大全

李春深◎编著

天津出版传媒集团

天津科学技术出版社

本书具有让你"时间耗费少，养生知识掌握好"的方法

免费获取专属于你的《老偏方大全》阅读服务方案

微信扫描二维码
免费获取阅读方案

循序渐进式阅读？省时高效式阅读？深入研究式阅读？由你选择！
建议配合二维码一起使用本书

◆ **本书可免费获取三大个性化阅读服务方案**

1、**轻松阅读**：为你提供简单易懂的辅助阅读资源，每天读一点，简单了解本书知识；
2、**高效阅读**：为你提供高效阅读技巧，花少量时间掌握方法，专攻本书核心知识，快速掌握本书精华；
3、**深度阅读**：为你提供更全面、更深度的拓展阅读资源，辅助你对本书知识进行深入研究，透彻理解，牢固掌握本书知识。

◆ **个性化阅读服务方案三大亮点**

🕐 时间管理 **科学时间计划**　　📖 阅读资料 **精准资料匹配**　　💬 社群共读 **阅读心得交流**

★不论你只是想循序渐进，轻松阅读本书，还是想掌握方法，快速阅读本书，或者想获取丰富资料，对本书知识进行深入研究，都可以通过微信扫描【本页】的二维码，根据指引，选择你的阅读方式，免费获得专属于你的个性化读书方案。帮你时间花的少，阅读效果好。

图书在版编目（CIP）数据

老偏方大全／李春深编著 . — 天津：天津科学技术出版社，2018.1（2020.9 重印）

ISBN 978 - 7 - 5576 - 3426 - 1

Ⅰ.①老…　Ⅱ.①李…　Ⅲ.①土方 - 汇编　Ⅳ.①R289.2

中国版本图书馆 CIP 数据核字（2017）第 169185 号

老偏方大全
LAOPIANFANG DAQUAN
责任编辑：孟祥刚

出　　版：	天津出版传媒集团 天津科学技术出版社
地　　址：	天津市西康路 35 号
邮　　编：	300051
电　　话：	（022）23332390
网　　址：	www. tjkjcbs. com. cn
发　　行：	新华书店经销
印　　刷：	唐山富达印务有限公司

开本 670×960　1/16　印张 16　字数 300 000

2020 年 9 月第 1 版第 2 次印刷

定价：58.00 元

前　言

　　我国民间自古就有"偏方治大病""小小偏方，气死名医"的说法。偏方是指广泛流传于民间但不见于医学著作的治病药方，是中医理论与实践在民间应用的结晶，是千百年来中医学家和广大民众不断摸索、不断积累起来的经验之方。它们或是来自老百姓日常生活的偶然发现，或是来自传内不传外的家族秘方，或是来自于历代医家在民间诊病时开具的药方，因使用有效后流传下来。这些偏方历经反复验证，流传甚广，生命力极强，一直以来，因其实用简单、价廉、疗效独特而深受老百姓的喜爱，也为中华民族的繁衍和人类健康做出了巨大的贡献。

　　在我国民间流传的大量偏方中，不乏组合精当、构思奇特、疗效显著的治病良方、秘方和奇方。民间偏方一般用药极为简洁，往往选择人们常用却未想到的药材配伍，甚至以单味药取效，如冬青叶治感冒，喝醋治呃逆等。偏方不但能够治疗各种小病、大病、疑难杂症，在关键时刻还能帮大忙，救人于危难之际，解决某些突发情况，如利用胡萝卜缨解砒毒，用蚕豆、韭菜治误吞针入腹，用土豆皮治烫伤等。令人称奇的是，一些偏方中所用的药材看似与所治疾病无关，却有药到病除之效，这实际上是运用了中医五脏相生相克的原理，通过调养其他相关脏器，来达到促使患病脏器痊愈的目的。

　　即使是在医学技术较为发达的现代社会，偏方仍然具有巨大的实用价值，因为它材料易得、操作简便、花钱少又有实效，更适合普通老百姓使用。为使读者能够正确利用民间偏方治病，我们搜集了散见于古今医籍、文献和报刊中的民间疗法，遍寻民间广泛流传的老偏方，广罗各民族独特的治病秘方，取其精华、弃其糟粕，精选出最有效、最简便、最经济、最实用的偏方，编写了本书，它内容丰富，药源广泛，制取简便，是一部适合现代人治病和保健的方药大全。

　　书中选录的偏方具有以下特点：一是取材方便，其中很多药方都取自老百姓日常所吃的五谷杂粮、瓜果蔬菜和禽肉蛋，如用酸枣仁粥治疗心悸失眠，赤小豆治血肿等；二是配制简便，大都采用煎、煮、研末等方法制取，有的甚至仅仅是与日常食物煲粥或制成药酒饮用，操作简便，容易为普通患者所掌握并自行治疗；三是疗效显著，千百年来历经反复验证，屡试屡验，沿用至今，有很多都已被目前各大医院所采用；四是经济实用，因多取自民间偏方，很少有奇特名贵的中药材，且副作用小，最适合普通家庭使用。患者利用此类偏方治病，不但省钱，还能免去来回跑医院的麻烦；五是一方多用，有的药方可以治疗多种疾病，如醋蛋液对治疗盗汗、关节炎、皮肤瘙痒等都具有显著的疗效。

根据各类偏方的主治疾病，本书分为传染性疾病和急症、呼吸系统疾病、消化系统疾病、皮肤外科疾病等八章，涉及疾病近百种，每种疾病都提供了多种治病偏方，既有内服方，也有外敷方，还有食疗方，便于患者根据自身健康状况和疾病性质选择采用。每种药方都不同程度地介绍了其荐方由来、配方及用法、随症加减、功效、禁忌事项、出处和荐方人。

本书内容丰富，通俗易懂，体例简明，可供广大患者自学自用，无论你有无医学知识，均能一看就懂，一学就会，是一部即查即用的家庭必备医疗书，可随时随地为你和你的亲朋好友治病疗疾。对于基层医务人员、中医院学生、中医药爱好者和临床工作者，书中的偏方也有很高的参考价值。最后需要说明的是，中医讲究辨证施治，书中所录偏方仅供参考，未必适合所有人，在采用时应尊重个体生理和病理的差异性，最好配合医院的诊断并征得医生意见后再行使用。孕妇及哺乳期妇女务必在医生指导下慎重选择书中所录偏方。患有危重疾病的朋友，一定要及时就医，在医生的指导下使用此类民间偏方，以期取得更好的治疗效果。

目　录

第一章　传染性疾病和急症

第二章　呼吸系统疾病

第三章　消化系统疾病

第四章　循环系统疾病

第八章 皮肤外科疾病

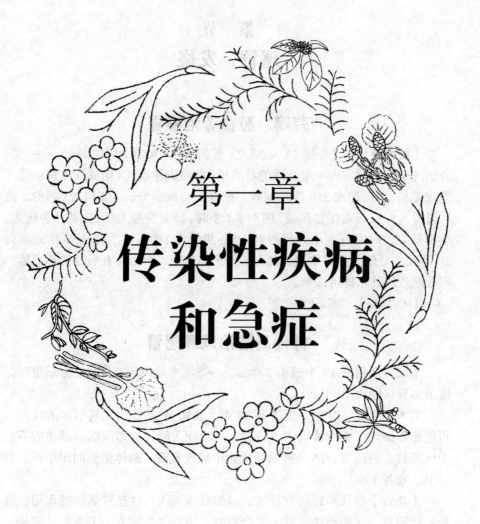

第一章
传染性疾病和急症

第一节
感冒、发烧

蒜瓣、葱白等治感冒

【配方及用法】蒜瓣 25 ~ 30 克，葱白 25 ~ 30 克，鲜生姜 25 ~ 30 克，分别洗净凉干后放入一个合适的器皿里，捣研成糊糊状（切成片或块亦可，但效果稍差），加水 250 毫升煎煮，煎好后将成品分成 3/5 和 2/5 两份。首次温服 3/5，服后需注意保暖，用不了 1 小时，即会满身大汗，立感两鼻畅通，全身舒爽，时隔五六小时后再服 2/5。两份为 1 剂，儿童剂量减半或减去 2/3 也可，婴幼儿最好别服。此方一般无副作用，服后如有短暂的不适感，喝些醋或冷开水即可缓解。

【荐方人】江苏 张超

神仙汤防治风寒感冒

【配方及用法】7 个葱头 7 片姜，一把糯米熬成汤，食时兑入适量醋，防治感冒保健康。

糯米 100 克，葱白、生姜各 20 克，食醋 30 毫升。先将糯米煮成粥，再把葱姜捣烂下粥内沸后煮 5 分钟，然后倒入醋，立即起锅。趁热服下，上床覆被以助药力。15 分钟后便觉胃中热气升腾，遍体微热而出小汗。每日早、晚各 1 次。

【功效】现代药理研究证实，米醋有杀灭流行性感冒病毒的作用，既能治疗感冒，又能预防流感，安全有效。生姜含姜辣素、芳香醇、姜烯、氨基酸等成分，性味甘辛而温，是一味芳香性健胃药，有暖胃止呕、发汗解表、散寒驱邪、解毒镇痛的功效，主治风寒感冒、胃寒呕吐等症。大葱性味温辛，主要成分是葱蒜辣素，能杀菌健胃、刺激呼吸道和汗腺管壁分泌，起发汗解表作用，主治外感风寒、头疼寒热等症。糯米能健胃和中，益气扶正，有"多食使人贪睡"的作用。因此，此验方是防治伤风感冒的良方，素有"神仙汤"之称。

【备注】风热感冒不宜服用。

【荐方人】王安民

【引自】《陕西老年报》（1996 年 12 月 16 日）

加味葱豉汤治风寒感冒

【配方及用法】豆豉、紫苏叶、生姜各 10 克，葱白 5 枚。每天 1 剂，煎 2 遍，每日 3 次分服。服后多饮热开水。如无汗者，争取出汗为佳。头痛肢楚较重者加白芷 10 克；鼻塞嚏多者加辛夷 10 克，麻黄 6 克；咳嗽加杏仁 10 克，桔梗 10 克。

【功效】主治风寒感冒，恶寒发热、头痛、鼻塞、嚏多、流清涕、肢楚无汗，咳嗽痰白等。

【备注】风热外感忌用。

冬青汁治感冒

【配方及用法】取冬青叶少许榨汁，每次饮用 3 毫升，日服 3 次。

【荐方人】安徽 李令峰

核桃、银花等治感冒鼻塞

【配方及用法】核桃 10 个，银花 10 克，生姜 20 克，冰糖 30 克。将核桃去壳取仁，与银花、生姜、冰糖一起加水煎熬，熬至冰糖全部溶化为止，然后取药汁服用。每日 1 剂，分 2 次服，连服 1 ~ 2 剂。

【荐方人】四川 袁太江

【引自】广西科技情报研究所《老病号治病绝招》

葱白、生姜片治感冒初起

【配方及用法】葱白（连须）、生姜片 20 克，水一碗煎开，加少量红糖，趁热一口气服下（葱、姜不需服下），并马上睡觉，全身出大汗即愈。

【荐方人】韦家智

姜丝可乐治感冒

【配方及用法】可口可乐一听，姜少许，将可乐与姜一起煮，睡前服用。

【荐方人】刘耀华

冰糖鸡蛋治感冒

【配方及用法】鸡蛋1个，冰糖30克。将鸡蛋打入碗中，同捣碎的冰糖混合调匀。临睡前用开水冲服，取微汗。

【功效】养阴润燥，清肺止咳。治感冒，症见流清涕、咳嗽、发冷等。对小儿流鼻血亦有效。

鼻内水疗法可预防感冒

【方法】用手心捧一些水放在鼻孔前，用两个鼻孔同时吸水（不要让水吸入喉咙），然后让水自然流出。如此重复3~5次。接着用手指按住一鼻孔，用另一鼻孔使劲呼气3次，将余水喷出。再换另一侧鼻孔同样呼气3次。最后用擤鼻涕的方法将鼻孔内的余水用力擤出。此时嘴巴应微张，以免水进入耳中。

【荐方人】山东 王方舟

大白萝卜汁治感冒头痛

【配方及用法】大白萝卜。将大白萝卜洗净，捣烂取汁，滴入鼻内，治各种头痛；饮用治中风。

【功效】治感冒头痛、火热头痛、中暑头痛及中风头痛等。

西瓜番茄汁治夏季感冒

【配方及用法】西瓜、番茄各适量。西瓜取瓤，去子，用纱布绞挤汁液。番茄先用沸水烫，剥去皮，也用纱布绞挤汁液。二汁合并，代茶饮用。

【功效】清热解毒，祛暑化湿。治夏季感冒，症见发热、口渴、烦躁、小便赤热、食欲不佳、消化不良等。

参苏饮治病毒性感冒

【配方及用法】人参、苏叶、葛根、前胡、半夏、茯苓各22克，陈皮、甘草、桔梗、枳壳、木香各15克，生姜3片，大枣1枚。水煎服，每天1剂。

【功效】益气解毒，祛痰止咳。

金霉素眼膏防治感冒

【方法】将金霉素眼膏管伸入鼻腔内，朝上方挤入少许，然后用手指捏挤鼻子两侧数次使药膏均匀地分布于鼻腔内，每日3次。

【荐方人】四川 叶德敏

喝茶加洗脚防感冒

【方法】当天气突变双足冰凉、身体不适时，马上喝一大杯热茶（茶叶10～15克，热开水50毫升左右，浸泡10分钟以上），接着用50～60℃的热水泡脚15～20分钟，水量以浸过踝关节，周身感到热乎乎为度。隔2小时后，再如法重复1次。

【引自】《健康报》

潘生丁治感冒

【方法】成人每次服25毫克，每日服3次，小儿用量酌减，一般服用2次就明显见效，再继续服用两三次。

【备注】低血压患者慎用。

【荐方人】四川 谢荣才

银翘合剂治风热感冒

【配方及用法】板蓝根、银花、连翘各30克，荆芥10克（后下）。煎成50%浓液，每次服30～60毫升，1日3次，儿童酌减。服药后多饮水。如果咳嗽，就加生甘草、桔梗、杏仁各10克；如果咽喉肿痛，就加锦灯笼、山豆根各10克。

【功效】主治风热感冒，咽红喉痛，目赤发热或咳嗽痰黄等。

板蓝根、金银花等治感冒发烧

【配方及用法】板蓝根20～30克，金银花、黄芪各10克，连翘、桔梗、黄芩各12克，蒲公英30克，芦根40克，虎杖、玄参各15克，甘草6克。将上药用温水浸泡20分钟，煎2次共约40分钟，滤得药液200毫升，分3次1日内服完。

【荐方人】福建 吴鹏飞

每天一杯白开水防感冒

【方法】每天早晨起床后，空腹喝一杯白开水，冬天趁热喝，夏天凉凉喝，1天喝1杯，坚持天天喝，感冒自然好。

【引自】《中国保健杂志》（1997年第8期）

搓手防感冒

【方法】对搓双手大鱼际穴，直至搓热为止。搓法似双掌搓花生米的皮一样，一只手固定，另一只手搓动，两手上下交替，搓2～3分钟，至整个手掌发热。此法可促进血液循环，加快新陈代谢，增强体质，故而不易感冒。此法也可叫搓手保健操，不受时间、地点限制，随时可做，简便易行。

【荐方人】河南 苏继承

按摩防感冒

【方法】在平常或受点凉稍感不适时，即将示指和中指并拢，按摩鼻下人中穴和脑后颈正中的风府穴，各按200下左右，就可免除感冒之苦。

【荐方人】安徽 李荣辉

鹅不食草治伤风感冒

【配方及用法】鹅不食草适量，晒干，研成细末，贮瓶备用，勿泄气。头痛、牙痛取本散少许，交替吹入左右鼻中，即刻打嚏，令其涕泪俱出。若不应，隔1～2小时再吹一次。赤眼（急性结膜炎）、暴翳用药棉裹药塞鼻（塞入健侧鼻中或交替塞鼻），或用鲜鹅不食草搓成药绒塞鼻，每次6小时，每日2次。

【功效】本方用于外感引起的伤风、头痛、牙痛、目赤、暴翳等病初起之轻症，用之多验。

【引自】《中药鼻脐疗法》

细辛贴神阙穴防感冒

【配方及用法】细辛10克。将细辛用沸水冲泡后沥去水分，待不烫手时敷在肚脐上（神阙穴），外用塑料纸覆盖，保持湿润，再用绷带包扎固定12小时后揭去。每周1次，可连用2～4次。

【功效】细辛气味辛温，有发散风寒的作用。

茵陈蒿防流感

【配方及用法】茵陈蒿全草6～10克（1人用量），加水熬至药液相当于生药量的3～4倍时即成。每次口服20～30毫升，每日1次，连服3～5日。如作治疗用，每日2次。

【引自】《新医药通讯》（1973年第27期）、《单味中药治病大全》

鸡蛋酒治感冒

【配方及用法】酒250毫升，倒进锅里煮，蒸发掉酒精，再打入一个鸡蛋，搅散后，加一匙白糖，同时对开水冲淡饮用。

【功效】对鼻塞、流涕、喉痛等症状有显著疗效。

"神仙一把抓"治感冒

【方法】把手微缩成爪形，伸在鼻端5厘米处，意想手指伸长，插入鼻腔病灶内，将病气抓出，慢慢地拉伸，直到手臂不能伸长为止，并意想将病气送入地深处。

【荐方人】黑龙江 麻兆森

防风、细辛等可治感冒

【配方及用法】防风18克，细辛3克，白芷18克，黄芩18克，川芎18克，羌活12克，苍术18克，生地35克，水煎服。每日1剂。

【荐方人】四川 毛海源

大青叶等治感冒

【配方及用法】大青叶、板蓝根、紫草各50克。将上药用温水浸泡半小时后，用文火煎，煮沸后3～5分钟即可，忌煎时间过长，每日1剂，分2次服。小儿应减量。

【荐方人】四川 冯启培

双花、连翘等治感冒

【配方及用法】双花30克，连翘30克，芥穗18克，薄荷叶18克，黄芩 30 克，川贝 15 克，石菖蒲 18 克，藿香 18 克，神曲 12 克，白蔻 12 克，木通 15 克，滑石 48 克，大黄 30 克，菊花 30 克，上药共为细末。将 15 ～ 18 克药末放在有盖的碗内，重者不超过 50 克，用开水冲入盖好，浸至适当，温服，每日 2 剂，小儿酌减。

【荐方人】辽宁 王安才

"感冒散"治感冒

【配方及用法】鹅不食草 9 克，春砂仁 6 克，辛夷花、公丁香、香白芷、薄荷各 3 克。共研极细末，贮瓶备用，勿泄气。取本散 1 ～ 1.5 克，用药棉裹之，交替塞入鼻中，每日 3 次；或取本散少许，交替吹入鼻中，每小时 1 次。

【引自】《中药鼻脐疗法》

香薷、银花等治感冒

【配方及用法】香薷 10 克，银花、连翘各 15 克，青蒿 12 克，板蓝根、大青叶各 30 克。将上药水煎，分 2 次服，每日 1 剂。偏寒者，加淡豆豉；偏热者，加薄荷、野菊花；汗多者，去香薷；热盛者，加鸭跖草；咳重者，加杏仁、虎耳草；暑湿明显者，加鲜藿香、鲜佩兰、厚朴、六一散；恶心呕吐者，加姜半夏、竹茹。具体剂量须遵医嘱。

【荐方人】四川 彭兴田

三油调和治感冒

【配方及用法】香油 80 克，薄荷油、樟脑油各 40 克。三油调匀装瓶备用。用时外涂于鼻腔内。

【功效】此油专治由流感引起的头痛、腹痛等症，平时涂于嘴唇周围和鼻腔内可预防感冒。用时将此油少许涂抹于疼痛部位，效果神奇。

【荐方人】辽宁 王安才

第二节
毒菌痢疾

用陈年水芋头柄治痢

【配方及用法】陈年水芋头柄（即叶秆，农家常割来晒干，隔年再吃）一把，腊肉 100 克，加三碗水熬制一碗即可。然后加红糖，连汤带药食完，当天即愈。

【备注】水芋头柄陈一年为好。腊肉如不腐烂，二年最好。如无腊肉，只用水芋头柄亦可。

【荐方人】湖北 张广辉

大蒜治痢疾肠炎

【配方及用法】大蒜 1 头，白糖 20 克。大蒜去皮切细末，用白糖拌和。每日早晚各 1 次，饭前吞服，连用 7 ～ 10 日。

【功效】杀菌解毒。

【备注】如系菌痢，同时用大蒜液灌肠则效果更佳。

田螺清热利湿止痢

【配方及用法】田螺。取田螺挑出螺肉，晒干，炒焦，水煎。日服 3 次，每次 15 克。

【功效】清热解毒。用治菌痢。

【引自】《常见药用食物》

二菜秦皮汤疗下痢

【配方及用法】委陵菜、铁苋菜、秦皮各 30 克。发热、大便脓血较多、苔黄腻、脉数者加黄连 10 克。每日 1 剂煎 2 遍和匀，日 3 次分服。

【功效】急慢性细菌性痢疾，下痢大便带脓血；黏液，里急后重者。委陵菜清热解毒，凉血止血，有抗菌治痢的作用；铁苋菜消炎收敛，有保护肠黏膜的作用；秦皮清热燥湿"主热痢下重"，现代研究对痢疾杆菌有强大抗菌作用。三药合用相辅相成，方简而效宏，为热毒下痢（菌痢）之良方。

【备注】症状消除，大便正常后须继续再服 3 剂，以求彻底治愈。

燮理汤加鸦胆子治热痢

【配方及用法】生山药 25 克，白芍 18 克，银花 15 克，牛蒡子（炒捣）、甘草各 6 克，黄连、肉桂各 1.5 克。热痢下重数天者可煎服此汤，另加鸦胆子（去壳）40 ~ 80 粒（去壳时仁破者不用），用温开水分两次吞服。通常服 1 ~ 2 剂，大便即由赤转白，腹痛、里急后重也可大大减轻或消失。如属热痢下重已久，或迁延失治，造成肠黏膜严重损害，所下之痢色紫腥臭，杂以脂膜，则宜加三七粉 9 克，温开水分两次吞服。多能止住脓血。

【引自】《医学衷中参西录》

用盐灸法治痢

【方法】取食盐 1 克左右，放入神厥穴（肚脐）凹陷处，再滴入 2 ~ 3 滴温开水，使盐湿润后，用火罐灸（拔）之。若无火罐，可用二号茶缸代替，为加大杯的拔力，用水涂杯口一圈拔之，不亚于火罐。拔火罐时，为避免火烧肚皮之苦，可把火具做成灯座形放在肚脐边点燃聚热后拔之。

【荐方人】河南 刘全掌

山楂可治痢

【配方及用法】取市售糖水山楂罐头或生山楂 30 ~ 50 克，水煎加食糖适量。每次少则服 150 毫升，多则可服 500 毫升。一般 1 次即可止痛止泻。孕妇慎用，泻止则停服。

【功效】温脏止痛、止泻，对多种原因所致的腹泻及菌痢均有奇效。

【引自】《四川中医》（1990 年第 12 期）、《单味中药治病大全》

用石榴皮治痢疾

【荐方由来】我今年 67 岁，过去常患痢疾，粪便里有黏液，有时微有红色。在卫生所吃些药也不见效。后来我想起母亲生前说过石榴皮治痢疾，便用 3 个石榴皮熬了一碗汤，一次服下去，当天下午 4 点服的，第二天上午大便时就随粪便下了 3 条蛔虫，都是死的，痢疾也好了。

【荐方人】河南 郝建文

鸡蛋沾明矾治痢

【配方及用法】把小手指甲粒大的明矾一块研末，将鸡蛋煮熟或用纸包上埋在火里烧熟，然后扒皮沾明矾吃，每次吃 1 个。

【荐方人】辽宁　代金洪

用扁眉豆花治红白痢疾

【配方及用法】扁眉豆花、黄砂糖各 50 克。将扁眉豆花捣成蒜汁形，用白开水一碗冲沏，再将花渣滤出，然后加上黄砂糖，半温可服用。

【备注】若是白痢疾，可用扁眉豆白花；若是红白痢疾，可用扁眉豆的红白花各半。无禁忌，人人适用。

【荐方人】河南　尚殿华

用当归、藿香等治泻痢

【配方及用法】（1）腹痛有风时：当归 5 克，藿香 3 克，槟榔 3 克，茯苓 6 克，地榆 5 克，薄荷 3 克，车前子 9 克，萝卜子 9 克，甘草 3 克，陈皮 3 克，黄芩 5 克，白芍 6 克，水煎服。

（2）腹无痛无风时：在方（1）中，除去黄芩、陈皮两味，将当归改为 3 克，并增加茅根 6 克。

【备注】一般肠胃不佳、泄泻者均可服。

【荐方人】新疆　邢源恺

红枣汤治久痢不止

【配方及用法】红糖 60 克，红枣 5 枚。煎汤服。

【功效】本方健脾温中，大建中气，并有活血之功。用此方治久痢不止的虚寒痢甚效。

用醋和明矾治阿米巴痢疾

【配方及用法】取食醋（最好是镇江醋）一调羹，明矾 1 粒（约黄豆大小）碾成粉状，放入食醋的调羹中，连醋带明矾粉一起服下。早、晚各服 1 次，每次按此比例配制。此方无副作用，同病者不妨一试。

【荐方人】徐建国

吡哌酸治阿米巴痢疾

【配方及用法】吡哌酸。成人每天 1.5 ~ 2 克，儿童每天每千克体重 30 ~ 40 毫克，均分 2 ~ 4 次服。7 天为 1 个疗程。有混合感染者不必加用其他抗生素。

【荐方人】山东 唐功晓

用白酒加糖治痢

【配方及用法】好白酒 50 毫升，倒入细瓷碗内，加红糖、白糖各 25 克，点着，等火快灭时用半碗凉开水冲沏喝下。此方消炎洗肠、补寒祛疾，1 次痊愈。

【荐方人】河南 康希存

苋菜拌蒜泥驱菌止痢

【配方及用法】苋菜 100 克，大蒜 1 头，香油少许。将苋菜洗净切段备用，大蒜去皮捣烂，铁锅倒入油后立即将苋菜放入，而后置于旺火上炒熟，撒上蒜泥。

【功效】"养精益气补血，食之肥健，嗜食"。（见《神农本草经》）因此经常食用苋菜能增强身体素质。对细菌性痢疾有辅助疗效。

【备注】苋菜入夏上市，不但价廉，而且营养丰富。此菜不宜久炒过熟，以免养分受到破坏，影响疗效，如直接取苋菜汁，疗效更为理想。

蒜糖饮治痢疾

【方法】大蒜 2 头，红糖、白糖少许。将大蒜去皮洗净捣烂，兑入适量开水冲泡 4 小时，滤取清液，放糖制成蒜糖饮，一次服下。此方杀菌去虫治痢疾。

【荐方人】山东 徐志翔

第三节
疟疾、霍乱

鸡蛋辣椒花治疟疾

【方法】取鸡蛋 1 个，新鲜辣椒花数朵，洗净。在发病当天早晨一同煮熟，空腹时食之，一般 1 次即有效。如病顽固，可连食几日，定能奏效，无毒副作用。患者不妨一试。

【荐方人】安徽 石月娥

大蒜敷脉口治疟疾

【荐方由来】抗战时，我逃难到山区，患上疟疾，可到处都买不到"唐拾义"丸药治病。于是，母亲便取几瓣新鲜、个大的蒜头捣烂，用手帕包上，在疟疾发作前约个把小时，把手帕系在脉口上（中医切脉处），男左女右。在疟疾发作期过了之后，我告诉母亲脉口处疼，她连忙解开一看，已经皮破淌黄水了。至今在我左手脉口处还留有疤痕，可几十年来疟疾未犯过。

【荐方人】安徽 王应贵

用红枣斑蝥塞鼻可治疟疾

【方法】在疟疾发作前 2 小时，将红枣去核，裹一小斑蝥于内，塞在左鼻中即可。

【引自】《四川中医》(1985 年第 7 期）、《中医单药奇效真传》

二甘散贴脐治疟疾

【配方及用法】甘草、甘遂各等份。共研细末，贮瓶备用。每次取本散 0.5 ~ 1 克，用药棉裹之如球状，于疟疾发作前 2 小时放置肚脐内，外盖纱布，以胶布固定，贴紧，勿泄气。每次贴 1 ~ 2 天。当时即可抑制症状，个别亦显著减轻症状。

【引自】《新中医》(1982 年第 7 期）、《中药鼻脐疗法》

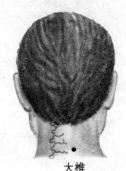

大椎

大椎穴的位置

指天椒帖敷治疟疾

【配方及用法】指天椒适量，将其捣烂如泥，摊于棉垫上如铜钱大，贮存备用。于疟疾发作前4～6小时，取药丸贴在神阙（肚脐）、大椎两穴，以胶布固定。每次贴4～6小时后除去。每日1次，3～4次为1疗程。

【引自】《穴位贴药与熨洗浸疗法》《中药鼻脐疗法》

丁香末治疟疾

【配方及用法】丁香研为细末，小儿一小撮，大人两小撮，发病前将细末填入肚脐中，用膏药盖上，即愈。

【荐方人】姜吉昌

【引自】广西医学情报研究所《医学文选》

巴豆雄黄贴耳郭可治疟疾

【配方及用法】巴豆、雄黄等份。将巴豆去壳、去油制成巴豆霜，研末，雄黄亦研末，均匀拌和，贮瓶中备用。取绿豆大小的药粉放在1.5平方厘米的胶布中心，于疟疾发作前5～6小时贴于耳郭处上方乳突部位，7～8小时后撕下，可见小水疱，是正常反应，不用处理。

【引自】《新医学》（1972年第12期）、《单味中药治病大全》

辣椒、大茴香可治疟疾

【配方及用法】辣椒、大茴香等份研末，于疟疾发作前2小时用膏药贴大椎穴。

【荐方人】陈德馨

【引自】广西医学情报研究所《医学文选》

鳖甲连服可治顽固性疟疾

【方法】鳖甲研末，每次服9克，每日3次，白水送下。

【引自】《中医验方汇选》《中医单药奇效真传》

真川连、黄芩等可治霍乱

【配方及用法】真川连(酒炒之)、黄芩、老干姜各120克,真川贝30克(去心),车前草30克,荆芥穗、真广皮、炒麦芽、丁香、砂仁(去壳)各15克,荜茇30克。以上各味必须为地道的药材,并称准分量,共研为细末,用荷叶自然汁(必须是新鲜荷叶自然汁,切不可用蜂蜜或者其他物汁之类取代)一并配制为药丸。每剂药料共制作药丸200粒。成人每次服1丸,儿童减半,用开水送服。如属病重者,成人加服1丸。服药期间,禁忌荤腥食物入口。

【功效】对霍乱患者中的上吐下泻,泻出物如同米汤者,以及腹不痛、鸣响如雷者,疗效极佳。

【引自】《神医奇功秘方录》

中药常山可治疟疾

【方法】常山24克,煎汤一大碗,徐徐温饮之。

【引自】《医学衷中参西录》《中医单药奇效真传》

木瓜、扁豆等可治霍乱

【配方及用法】木瓜、扁豆各31克,广皮9克。清水煎,分2次服,每隔5小时1次。病重的可1次服,甚至1日2剂,其中木瓜可用至62克。

【备注】痢症勿用。

【荐方人】广西 黎克忠

【引自】广西医学情报研究所《医学文选》

第四节
淋病、梅毒

用蜈蚣可治淋病

【配方及用法】先将蜈蚣 1 条研细末，用黄酒送下，然后用凤眼草、防风、麻黄各 9 克，水煎服。外用黄酒擦小腹，出汗为度，如汗不出，再服 1 剂，无不奏效。

【荐方人】河北 何文明

白花蛇舌草可治淋病

【配方及用法】白花蛇舌草 25 克，加清水 2500 毫升，水煎 30 分钟后，去渣，分 3 次服，每日 1 剂。

【荐方人】广东 何霖强

【引自】《浙江中医杂志》（1997 年第 1 期）

酢浆草、大蓟根等可治淋病

【配方及用法】酢浆草、大蓟根、积雪草各 31 克。用清水煎成浓液约一热水瓶，每天分 3 次服。服药后 1 ~ 2 天即从尿道排出乳白色黏稠液，随后排出小便，病情好转，继服 3 剂痊愈。

【荐方人】福建 侯天二

【引自】广西医学情报研究所《医学文选》

内服加外洗可治疗急性淋病

【配方及用法】（1）内服方（淋病消毒饮）：生地 30 克，黄连 10 克，黄柏 12 克，茵陈 25 克，茅根 30 克，木通 15 克，淡竹叶 10 克，土茯苓 45 克，川草薢、木通各 15 克，石菖蒲 10 克，甘草 6 克。

（2）外洗方：土茯苓 50 克，苦参 30 克，百部 30 克，蛇床子 30 克，地肤子 30 克，黄柏 30 克。淋病消毒饮每日 1 贴，水煎，分早、晚 2 次服。中药外洗方每日 1 贴，水煎成 750 毫升左右，待凉后泡洗阴茎及龟头，每日 3 次，每次 20 ～ 30 分钟。以上治疗连续 7 天为 1 疗程。

【荐方人】福建　陈德才

【引自】《当代中医师灵验奇方真传》

川军、海金沙等可治淋病

【配方及用法】川军 31 克，海金沙 24 克，共为细末，用鸡蛋清和为丸，如绿豆大。上药分 4 日服完，开水送下 (川军为泻药，体弱者禁用)。

【荐方人】河北　许近仁

【引自】广西医学情报研究所《医学文选》

氟哌酸胶囊可治淋病

【配方及用法】取氟哌酸胶囊 1 克 (每粒含量为 0.1 克，共 10 粒)，饭后 1 次服完，次日症状减轻，3 日显效。

【备注】身体虚弱或严重肾功能损害者慎用，或可酌情减量分次口服。治疗期间 1 周内不可同房。

【荐方人】四川　黄光松

人参、白术等可治梅毒

【配方及用法】人参 50 克，白术 50 克，当归 50 克，黄芪 50 克，大黄 50 克，金银花 50 克，土茯苓 50 克，石膏 50 克，甘草 15 克，远志 15 克，天花粉 15 克，柴胡 10 克。将以上各味药水煎服，服用两剂后，上述药方减去大黄、石膏两味，再加土茯苓 100 克，连服 4 剂后，可治愈其病。

【引自】《神医奇功秘方录》

土茯苓、忍冬藤等可治妇人梅毒

【配方及用法】土茯苓 31 克 (先煎)，忍冬藤 31 克 (先煎)，羌活、大黄各 9 克 (后下)，前胡 6 克，薄荷 4.5 克，甘草 3 克。用水 600 毫升先煎前两味，煎至 400 毫升下羌活、前胡、薄荷、甘草，煎至 200 毫升再下大黄，煎 3 分钟，分两次服。

【引自】广西医学情报研究所《医学文选》

土茯苓、了哥王等可治梅毒

【配方及用法】土茯苓 20 克，了哥王 9 克，九里明 10 克，苦李根 6 克，甘草 5 克。上药均为干品量，合共碾研为粉末，蜜制为丸，每丸重 9 克，早晚各服 1 丸。

【荐方人】广西 唐汉章

【引自】《当代中医师灵验奇方真传》

灭梅灵治梅毒

【配方及用法】雄黄、矾石各 10 克，麝香 0.15 克。矾石不易购到时可用磷黄代替，麝香可用松香代替，即雄黄 6 克，磷黄、松香各 9 克，三样研为一体加香油涂抹患处。如加猪油拌比香油好得更快。

【荐方人】辽宁 尹奉玺

第五节
败血症、破伤风

治败血症秘方几则

我国中医治疗败血症的妙方不少，这里简单介绍几种。

【方法一】银花 50 克，连翘 50 克，大青叶 55 克，蒲公英 55 克，一见喜 55 克，鸭跖草 60 克，鱼腥草 80 克，板蓝根 100 克，半支莲 80 克，紫花地丁 70 克，鲜生地 60 克，野菊花 100 克。以上各味药置砂锅中，加水适量煎服，每日 2 次，每日 1 剂服用。

【方法二】取鲜漆姑草（又名珍珠草）150 克，水煎之，每日 1 剂，每剂分 3 次服完。

【方法三】取南星、防风、白芷、天麻、白附子、羌活，各味分量相等，共研为细末，每次取 10 克药末，热酒一盏送服。病症严重者，可取药末 15 克，以儿童小便热而调药服之，其效甚佳。

【引自】《神医奇功秘方录》

鸡矢白治破伤风

【配方及用法】鸡矢白（白鸡屎）3～9 克。以烧酒冲服。

【功效】治破伤风。

【引自】《中医杂志》

老葱白治疗破伤风

【配方及用法】老葱白（连须，去叶不去皮）500 克，黑扁豆 45 克，棉子 90 克，高粱原酒 75 克。①棉子炒焦至酱紫色，碾碎，过筛去壳。②葱白加四五碗水，煎成汤。③酒温热。④黑扁豆放大铁勺内炒，先冒白烟，后冒青烟至 90% 炒焦时离火。然后把温酒倒入铁勺，过滤，留酱紫色酒液。把棉子粉与酱紫色酒液混合，加适量葱汤搅如稀饭样，灌服，服后盖被发汗。连服 2 天。

【功效】发表，通阳，解毒。用治破伤风。

【备注】服药期间忌食腥冷食物。

鱼鳔散治破伤风

【配方及用法】鱼鳔胶10～15克，黄酒120克。将鱼鳔胶用线捆扎数周，用草燃烧，烧焦后，放土地上晾干，研末。用黄酒煎开冲服，见汗即愈。

【功效】祛风邪，消肿毒。用治破伤风。

地龙、蝉衣等治破伤风

【配方及用法】地龙、蝉衣、天麻、羌活、防风、荆芥、胆南星各9克，钩藤、赤芍、明矾各10克，蜈蚣、全虫各5克。将上药共研为极细末，过120目筛后，装入干净瓶内备用。用时，以凉开水冲服。每日2～3次。3天为1个疗程，直至痊愈为止。

【荐方人】河南 郑路遥

蜈蚣等治破伤风

【配方及用法】蜈蚣1条，全蝎、南星、天麻、白芷、防风各3克，鸡矢白（焙干、研末，冲服）、关羌活各6克。先煎诸药去渣，放入鸡矢白末，加黄酒1杯，分3次口服，上药为1日剂量。必要时成人也可加倍服用，对牙关紧闭不能咽下的患者，可做保留灌肠，亦可收到同样的效果。

【荐方人】山西 杨凤霞

蝉衣、黄酒治破伤风

【配方及用法】蝉衣15克，黄酒250毫升，将蝉衣入黄酒内同煎（若酒少淹没不了蝉衣，兑少量水同煎），煎后去蝉衣，饮酒（若患者酒量小，可分2～3次饮完）。

【引自】《陕西中医函授》（1984年第3期）、《中医单药奇效真传》

蝉蜕、防风等治破伤风

【配方及用法】蝉蜕20克，防风、全蝎、蜈蚣、僵蚕、钩藤各15克，竹黄、胆南星、大辰砂各7克，苯巴比妥0.1克×10片。将上药共研为极细末。装入瓶内备用。成人6克，小儿0.7～3克。每日分早、中、晚3次口服。

【荐方人】山西 王兆林

蜈蚣、全虫等治破伤风

【配方及用法】蜈蚣 3 克，全虫、防风、胆南星、白芷、天麻、钩藤各 5 克，羌活 8 克，丹皮 10 克，鸡矢白末 6 克。黄酒适量。将前 9 味药水煎 2 次后，去渣，加入鸡矢白、黄酒，搅拌均匀后，分早、中、晚 3 次口服。本方药为 1 日剂量。如患者牙关紧闭，不能咽下，可保留灌肠。小儿可随年龄增减用量。

【荐方人】四川 崔明浩

蚯蚓、蛴螬等可治破伤风

【配方及用法】韭菜地里蚯蚓 3 条，鸡窝里蛴螬 3 只，一把黑糖。三物同放入碗里，不断搅拌，停四五分钟倒入烧热的锅中，再加入一碗水烧沸，然后喝下。

【荐方人】河南 龚延明

蒲公英、金银花等治破伤风

【配方及用法】蒲公英、金银花、当归、败酱草各 30 克，连翘 20 克，僵蚕、钩藤、防风、川芎、羌活各 15 克，红花、桃仁、全蝎各 10 克，栀子 12 克，蜈蚣 3 条。若大便秘结者，加生大黄（后下）、火麻仁各 10 克；若兼有痰盛者，加天竺黄 15 克，上药水煎 3 次后合并药液，分早、中、晚 3 次口服，每日 1 剂。

【荐方人】湖南 赵子山

丹皮、赤芍等治破伤风

【配方及用法】丹皮、赤芍、麦门冬、茯神、胆南星、钩藤、羌活、防风各 10 克，薄荷叶、陈皮、当归、全蝎各 6 克。将上药水煎，每日 1 剂，分 3～4 次口服。3 剂 1 个疗程。

【荐方人】湖南 王小义

黑桑葚、胆星等可治疗破伤风

【配方及用法】黑桑葚 9 克，胆南星 9 克，蝉蜕(焙黄)9 克，虎胫骨 3 克，串肠米 7.5 克(即狗吃米，便出未消化者，洗净焙黄)，血余 62 克(年老白发)。

将上药共研为细末，用好蜜 124 克浸润 20 分钟，再加黄酒 125 毫升，香油 125 毫升，煎熬成膏，剩 300 克左右。熬此药时不可混入唾液及水（水混入后，蜜、油分解，不能使用）。成人一天内将药服完，每隔 20 分钟服 1 次，每次服 15 克左右，白水送下。饭前饭后服用皆可，第 2 剂吃 2 天。服药后应发汗，多喝开水。一般 1 剂即愈，重者不过 3 剂。

【备注】如病人口噤不开，可针刺地仓、少商二穴，口即开。如服药后伤口剧疼，即用刀消毒后将伤处割破，流血无妨，不用上药，病愈伤口即愈。

【荐方人】河北 申万清

【引自】广西医学情报研究所《医学文选》

磁虫治破伤风秘方

【配方及用法】用普通白酒或米酒 (30 度以上)500 毫升，土中生的白胖"磁虫"7 个，鲜姜片 3 片 (厚薄不限)，先把磁虫洗净泥土，然后去头尾，同白酒、姜片一起放入瓦瓶 (或瓦盆) 内，将瓦瓶 (或瓦盆) 放入锅中，锅内盛水，用温火开几滚，就可以饮用了，饮用时不限量不限次数。

【备注】"磁虫"夏天可到土豆（即马铃薯）地里找，冬天鸡粪底下也有。"磁虫"即蛴螬之幼虫。

【荐方人】吉林 白凤岐

麻根等可治破伤风

【配方及用法】麻根 (麻荄)6 个，虫蛀的桃树末 40 克，水煎，趁热冲红糖 100 克，放凉后去渣，一次饮完，喝后 5 分钟就满头大汗。

【荐方人】河南 马朝

防治破伤风秘方两则

【方法一】用蝉蜕 60 克，研为细末装入布袋内，放入砂锅中以适量水煎之，加白酒少许冲服。每日 1 剂，每剂分 3 次服用，连服 3 ~ 5 天，即可起预防作用。

【方法二】取红蓖麻根 400 克，蝉蜕 50 克，九里香 100 克，加水 1000 毫升，煎至 200 毫升，分 3 次服之，每日 1 剂。体弱者、老人小孩服之，药量减半。疗效颇佳。

【引自】《神医奇功秘方录》

第六节
甲肝、乙肝

公猪胆治甲肝

【配方及用法】从刚宰杀的公猪肚内取出新鲜猪胆，划破，将胆汁倒进碗里，一口喝完，然后取适量白糖或甜食放入口中改变苦味。每日1次，连服5天为1疗程。此方对甲型肝炎有特效。

【备注】要采用新鲜公猪胆。

【荐方人】江苏　曹作

【引自】广西科技情报研究所《老病号治病绝招》

服醋蛋液可治甲肝

【配方及用法】杯中置醋(9度以上的食醋，如山西产的老陈醋、江苏产的镇江陈醋等)100毫升，放入洗净的鲜鸡蛋1枚，浸泡3～7天，等蛋壳软化，挑破薄皮，经搅匀后即成。服用时可将原液一汤匙加适量开水及蜂蜜调匀，空腹或饭后服均可。

【荐方人】河南　张德珠

【引自】广西科技情报研究所《老病号治病绝招》

疏利清肝汤治急性甲肝

【配方及用法】藿香(后下)、薄荷(后下)、五味子各6克，车前子(包煎)、龙葵、马鞭草各30克，生大黄(后下)3克，飞滑石(包煎)、生苡仁各15克，茯苓、白芍、枸杞各12克。每日1剂，分2次服。

【备注】黄疸显著者加用静滴，在5%～10%葡萄糖液中加入10～20毫升茵栀黄注射液，每日1次。肝大明显者加用肌注田基黄注射液，每次2～4毫升，每日2次。

【引自】《上海中医药杂志》（1989年第12期）、《实用专病专方临床大全》

益肾清解汤治慢性乙肝

【配方及用法】巴戟、肉苁蓉、制首乌各20克,仙灵脾、菟丝子、丹参、黄芪、白芍、黄柏各15克,虎杖、旱莲草各30克,晚蚕砂、郁金各10克。水煎服,每天1剂。

【引自】《全国名老中医秘方》

冬虫夏草、石松等治乙肝

【配方及用法】冬虫夏草100克,石松80克,蜂尸100克,守宫60克,茵陈80克,五味子60克,沉香60克,羚羊角40克。将诸药晒干共碾细粉,每次内服5克,每日2次,30天为1疗程。服药期间忌白酒、辣椒。

【荐方人】安徽 马彬

吃蒲公英治乙肝

【方法】蒲公英是多年生草本植物,含白色乳汁,叶片倒披针形,羽状分裂,花冠黄色,花丝分离,白色,外表绿褐色或暗灰绿色,根茎入药,有解毒、消炎、解热的作用。一般春、夏开花前或开花时连根挖出。将蒲公英洗净控干,切碎装罐,少加点盐,多添点醋,食用。

【荐方人】河南 楚雪

蜻蜓、蛤蚧等可治乙肝、肝硬化腹水

【配方及用法】蜻蜓60克,蛤蚧50克,冬虫夏草60克,蜜蜂尸175克,生黄芪65克,守宫30克,北山豆根40克,虎杖40克,大黄炭40克,制虫35克。将上药共研成细药面,过120目筛,贮存瓶内备用。每次服5克,白开水送服,每日2次,早、晚服用。30天为1疗程,1疗程后检查肝功能。

【备注】治疗期间及愈后半年内忌烟酒、辣椒、肥肉,避免性生活,保持心情舒畅,多注意休息。

【荐方人】安徽 马斌

五毒散治乙肝

【配方及用法】醋制蜂尸60克,黑蚂蚁60克,蜘蛛50克,守宫50克,蚂蟥40克,黄芪60克,茵陈蒿50克。将上药晒干,共碾细末,过100目筛,即可装瓶备用。每次 5 克，用温开水冲服，每天 2 ~ 3 次，30 天为 1 疗程。

【备注】患者服药期间勿饮酒，勿食辛、辣等有刺激性的食物。

【荐方人】马斌

【引自】《农家顾问》(1997 年第 5 期)

乙肝煎治乙肝

【配方及用法】黄芪、丹参、虎杖、土茯苓、白花蛇舌草、皂角刺各 25 克，露蜂房、甘草各 9 克，菌灵芝 (研末冲服)5 克。每日 1 剂，水煎服。30 天为 1 疗程，总疗程为 3 ~ 4 个月。

【引自】《四川中医》(1987 年第 3 期)、《单方偏方精选》

泽漆、黄芪等可治乙肝

【配方及用法】泽漆 40 克，黄芪 20 克，青皮 10 克，陈皮 10 克，大黄 12 克，苦参 15 克，柴胡 12 克，猪苓 10 克，赤芍 15 克，贯众 10 克，甘草 10 克。每日 1 剂，水煎 2 次，早、晚分服，30 天为 1 疗程。自服药之日起，足 3 月复查。

【荐方人】江苏 张洪月

猪肉煎治乙肝高酶不降

【配方及用法】丹参 10 克，白芍 12 克，龙胆草 6 克，滑石 12 克，茵陈 10 克，栀子 6 克，木通 6 克。上述 7 味中药，同瘦猪肉一起蒸，每剂用瘦猪肉 150 ~ 200 克，切成大块，先将猪肉放入大碗内，在肉上铺一层纱布，把药放在纱布上，泡上水，水面要淹没全部药渣，然后放入笼内蒸 3 小时。揭笼后，将纱布提起稍拧，药渣倒掉，吃肉喝汤，日服 1 剂，连服 5 剂。

【备注】猪肉煎，系广西桂林名老中医魏道生在民间采集的偏方，经用两代数十年，对治疗肝炎尤其是降低转氨酶卓有成效，对恢复肝功能有较好的效果。

连翘、栀子等可治乙肝

【配方及用法】连翘 (连召)15 克，栀子 15 克，柴胡 10 克，丹参 15 克，茵陈 50 克，元胡 15 克，白术 15 克，黄芪 20 克，龙胆草 25 克。上述中草药可以制成汤剂、丸剂、冲剂或胶囊等剂型。

【功效】可清热解毒、疏肝理气、健脾利湿、活血化瘀，消灭乙肝病毒，增强人体免疫力，减少肝脏纤维化，达到治疗目的。

【荐方人】黑龙江 宋森

吡喹酮可治肝胆内寄生虫病

【配方及用法】吡喹酮。每千克体重 25 毫克，每日 3 次，连服 2 日，总剂量为每千克体重 150 毫克。

【引自】《实用西医验方》

单味大黄可止肝痛

【荐方由来】我曾经遇见一乙肝病人，病程有七八年之久，每晚肝区刺痛不已，难以入眠，晨起头昏、乏力，影响工作、生活。曾在一老中医处求治，药用逍遥散加桃仁、红花、川楝、玄胡，疗效不佳，每晚仍痛。我建议他用生大黄4克，洗净泡开水代茶饮，3日换一块大黄。按法服之，次日清晨饮下一杯后，肠鸣便软，当晚肝区就一点儿不痛了。我知道大黄活血祛淤能止肝痛，却不知其有立竿见影之功。

根据现代医学的研究，肝病日久，多属中医"症瘕"范畴。现代药理研究认为，大黄主要成分是蒽甙，所含大黄素、大黄酸有抗肿瘤、保肝、利胆的作用。大黄味苦性寒，寒则胜热，能下淤血，破症瘕，清淤热，并借通便作用使热毒下泄，而达止痛之效。

【荐方人】山东 徐志强

【引自】《健康报》（1996 年 1 月 24 日）

第七节
黄疸型肝炎

芜菁子治黄疸型肝炎

【配方及用法】芜菁子。将其晾干，研末。以开水调服，每次服 10 ～ 15 克。

【功效】清热，祛湿，润肠。用于治黄疸、便秘。

【引自】《全国名老中医秘方》

山黄芪治黄疸型肝炎

【配方及用法】取山黄芪根，切短洗净，加红枣、冷水，先煮沸，再以文火炖熟，然后吃红枣和汁水。煮炖时，山黄芪与红枣的比例为 1 ：2 左右。山黄芪多放一些也无妨。同一份山黄芪还可配红枣再炖 1 ～ 2 遍。

【荐方人】湖北 张远

用大黄麦芽汤治急慢性黄疸型肝炎

【配方及用法】酒蒸大黄 40 克，生麦芽 30 克。将上药水煎服，儿童剂量酌减。

【引自】《浙江中医杂志》（1985 年第 5 期）、《单方偏方精选》

消毒丹治疗急性黄疸型肝炎

【配方及用法】茵陈、薏米、板蓝根各 20 克，田基黄 30 克，泽泻、楂肉、猪苓、云苓各 15 克，木贼、丹参、泽兰、陈皮各 10 克，甘草 5 克。将上药入罐用清水盖药面，浸泡 10 ～ 15 分钟，然后煎 15 ～ 30 分钟取汁，每次约 25 毫升，日服 2 次。若腹痛甚加厚朴 10 克，白蔻 5 克；呕吐剧加法半夏 6 克，竹茹 10 克；便结难行加大黄、枳壳各 10 克；全身酸痛加秦艽、柴胡各 10 克；目赤舌质红赤加胆草、生地各 10 克。

【备注】忌食肥肉猪油、酒类、酸辣、腌菜，以及油炸、煎炒、辛燥之物。

【荐方人】湖南 谢光辉

【引自】《当代中医师灵验奇方真传》

用茵陈蒿汤加减治黄疸

【配方及用法】茵陈30克，栀子、黄柏各12克，党参、苍术、香附各15克，郁金12克，干姜6克，五味子10克，灵仙15克，甘草6克，大枣6枚(31克)。将上药入水(约500毫升)煎服，每日1剂，分2次服下。小儿可加白糖适量调匀，当茶饮。呕吐者加半夏9克；有热、两胁不舒者加柴胡9克，黄芩12克，白芍12克。

【荐方人】山东 王荣亮

【引自】《当代中医师灵验奇方真传》

夏枯草治急慢性黄疸型肝炎

【配方及用法】夏枯草62克，大枣31克。将上药加水1500毫升，文火煨煎，捣枣成泥，煎至300毫升，去渣，分3次服。

【引自】《山东医刊》(1964年第11期)、《单味中药治病大全》

糯稻草煎服治黄疸型肝炎

【配方及用法】糯稻草45克，用水洗净，切成3厘米长，加水500毫升，煎取300毫升呈淡黄色味微甜的汤液，过滤即成。分2次服，1日服完(成人量)。

【引自】《中医杂志》(1960年第4期)、《单味中药治病大全》

根治急性黄疸型肝炎特效方

【配方及用法】(1)外用方：鲜野芹菜(石龙芮)。将鲜野芹菜根茎30克捣成泥状，敷于上肢内关或肘弯内、外、侧及肩髃下肌肉丰厚部，男左女右。每次只敷一个部位，可换部位多次使用，至症状减退为止。敷药6～12小时出现黄液泡，刺破放出黄水涂上紫药水即可。下肢也可敷药。

(2)内服方：鲜金钱草。鲜金钱草洗净与鸡蛋煮熟，即成药蛋，食蛋喝汤(淡食)。每日3次，每次1枚。药汤当茶频饮。

【备注】本方有明显退热退黄作用，治急性黄疸型肝炎颇为灵验，兼具根治效果。临床上只要认证认药准确，使用必见奇效。病未愈期间，禁食荤、腥、油腻及辛辣食物。

【荐方人】湖北 汪升阶

【引自】《当代中医师灵验奇方真传》

用瓜香散治各种黄疸疾病

【配方及用法】甜瓜蒂、茵陈各 15 克，白丁香 10 克，广郁金 9 克。将上药共研极细末，贮瓶备用，勿泄气。取本散少许，交替吹入两鼻孔中，每日 3 次，以鼻中流尽黄水为度，或用本散擦牙，使口流涎水，效果亦佳。

【引自】《中药鼻脐疗法》

中西医结合治疗黄疸型肝炎

【配方及用法】茵陈 30 克，黄芩 10 克，龙胆草 10 克，大黄 10 ~ 30 克，虎杖 10 克，柴胡 10 克，金钱草 15 克，白花蛇舌草 15 克，板蓝根 15 克。将上药放入大罐头瓶中，开水冲泡后取汁内服，每日 3 次，小儿量酌减。

【荐方人】山西 郭晓中

【引自】《当代中医师灵验奇方真传》

用虎杖煎服治黄疸型肝炎

【方法】取虎杖 90 克，加水浓煎至 300 毫升，每日分 3 次服。

【引自】《湖北中医杂志》（1983 年第 4 期）、《中医单药奇效真传》

第八节
其他型肝炎

青黛、血竭等可治慢性肝炎

【配方及用法】青黛 170 克，血竭 150 克，沉香 90 克，犀角 90 克（或水牛角 180 克）。将上药粉碎过筛，制成丸或片剂 1000 粒，日服 2 次，每次 10 粒。待抗原转阴后再用以下配方治疗：冬虫夏草 90 克，蜂尸 170 克，西洋参 90 克，刺五加 90 克。将上药粉碎过筛，制成片剂 1000 粒服用，服法同上。

【备注】服药期间，忌烟、酒、辣椒、葱、蒜；严重胃炎、胃肠溃疡患者及孕妇禁服，月经期停服。

【荐方人】河南 夏合保

溪黄草、田基黄等可治慢性肝炎

【配方及用法】溪黄草 20 克，田基黄 15 克，水煎，每日 1 剂，分 2 次服。

【功效】溪黄草性平无毒，有清利湿热、退黄疸之功效。田基黄性微寒无毒，有清肝火、凉血作用。两药合用治疗慢性肝炎有良效。

【荐方人】山西 黎全龙

【引自】《中国老年报》（1995 年 4 月 20 日）

米醋猪骨汤治病毒性肝炎

【配方及用法】米醋 1000 克，鲜猪骨 500 克，红糖、白糖各 120 克。置锅内以醋共煮（不加水），沸后 30 分钟取出过滤。成人每次 30 ~ 40 毫升，小儿 10 ~ 15 毫升，每日 3 次，饭后服，1 个月为一疗程。

【功效】用于治急、慢性病毒性肝炎。对有高热者不适用。

【引自】《全国名老中医秘方》

泥鳅粉治急慢性肝炎

【配方及用法】泥鳅 500 克，烘干，研末。每次 9 克，每日 3 次，饭后服。

【引自】《贵阳中医学院学报》（1991 年第 4 期）、《单味中药治病大全》

口服甘露醇溶液治病毒性肝炎

【配方及用法】20％甘露醇溶液 20 毫升，口服，每天 3 次，10 天为 1 疗程，以 3 个疗程为限。治疗期间停用一切药物，只给予高蛋白质、糖、维生素饮食。

【引自】《实用西医验方》

用陈皮红枣可治肝炎

【配方及用法】陈皮 30 克，红枣 10 粒，水煎代茶喝，可加少量白糖。

【荐方人】福建　纪长球

治慢性肝炎特效方

【配方及用法】丹参 12 克，茯苓 18 克，佛手 12 克，枣仁 15 克，麦芽 30 克，谷芽 30 克，天茄子 20 克，岗稔根 30 克，鹰不泊 30 克，素馨针 9 克。上药加水三碗半，煎到大半碗服，每日 1 剂，不可中断。

【备注】各味药缺一不可，勿用相近药代替，否则无效。服药期间，忌食肥、腻、辛辣食物和酒，注意休息。

【荐方人】山东　王军峰

以鸭跖草汤治急性病毒性肝炎

【配方及用法】鸭跖草 30 ~ 60 克。每天 1 剂，水煎分 2 次服，15 ~ 20 天为 1 疗程，不加用其他药品。食欲差者，可静滴葡萄糖液。

【引自】《浙江中医杂志》（1995 年第 2 期）、《单方偏方精选》

治急、慢性肝炎有效方

【配方及用法】熊胆 7.5 克，炒蒲黄、五灵脂各 10 克。将上药研末，白蜂蜜制成 7 丸。加茵陈 30 克煎汁，白糖适量，早 5：00 ~ 6：00 空腹服下 1 丸，连服 7 日。

【备注】此方适于急、慢性肝炎，肝硬化，一期腹水患者，慢性病者以春季服用最佳。此外，患者禁忌房事 6 个月，忌猪油、猪肉、猪头、猪内脏。

【荐方人】安徽 何吉堂

黄花小眼草等可治各类型肝炎

【配方及用法】黄花小眼草 10 克，红糖 100 克，鸡蛋 7 个。将黄花小眼草同鸡蛋一齐放入 500 ~ 750 毫升清水中，煮沸 20 分钟（煎药时用砂锅），把每个鸡蛋用竹器捣 10 个孔，再煮 10 多分钟。然后用此药液冲化红糖，吃鸡蛋喝汤，1 次服完。每日服 1 剂，服完后盖被子出汗。

【荐方人】贵州 李元发

【引自】《河南科技报》（1994 年 9 月 5 日）

用指压法可自我治愈肝炎

【方法】用手指在以下穴位上按压或揉动，按压以感到酸麻胀痛为度，揉按每穴 2 ~ 3 分钟：中脘穴，在脐上 4 寸，主治恶心呕吐、腹胀纳差；足三里穴，在外膝眼下 3 寸，胫骨前脊外侧一横指，主治肝痛腹胀、呕吐腹泻、肢体乏力；内关穴，主腕横纹上 2 寸，桡侧腕屈肌腱与掌长肌腱之间，主治胃脘胀痛、恶心呕吐、失眠心悸；三阴交穴，在内踝上 3 寸，胫骨后缘，主治腹胀腹泻、失眠遗精、早泄阳痿。如腹胀，恶心呕吐，饮食量少，大便稀溏，而病人体质虚弱，畏寒怕冷，舌质偏淡者，可用艾灸足三里、中脘等穴。

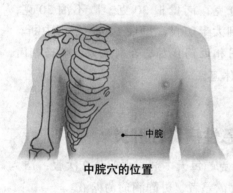

中脘穴的位置

【备注】指压按摩需要用一定力量，应注意不要感到疲劳，操作时间也不要太长。

【荐方人】柯倩

第九节
肺结核

羊苦胆可治肺结核

【配方及用法】羊苦胆1枚，洗净后蒸食之。每日1枚，3个月为一疗程。

【功效】清热解毒，有抑制结核病菌的作用。

【备注】为了便于保存和食用，把羊胆焙干，研细，过筛，成为粉末，每日服1克，亦有同等功效。

【引自】《浙江中医杂志》

鳗鲡、大蒜治肺结核

【配方及用法】鳗鲡（白鳝）150克，大蒜2头，葱、姜、油、盐各适量。将鳗鲡开膛洗净，切段，大蒜去皮，洗净。将锅置于旺火上，加油烧热，放入鳗鲡煎炸至呈金黄色，下大蒜及调料，加水1碗煮至鱼熟即成。

【功效】补虚赢，祛风湿，杀菌。有抑制结核病菌的作用。

【备注】鳗鲡烧存性（中药炮制方法之一，即把药烧至外部焦黑，里面焦黄为度，使药物表面部分炭化，里层部分还能尝出原有的气味，即存性），研细（或作成丸剂），每服5～10克，每日2次，亦有治疗肺结核、淋巴结核之功效。

【引自】《新中医》

南瓜藤汤治肺结核病

【配方及用法】南瓜藤（即瓜蔓）100克，白糖少许。加水共煎成浓汁。每次服60克，每日2次。

【功效】清肺，和胃，通络。用于肺结核之潮热。

【引自】《卫生报》

百合、蜂蜜治结核病

【配方及用法】鲜百合、蜂蜜各适量。百合与蜂蜜共放碗内蒸食。每日2次，可常服食。

【功效】清热，润肺，生津。能抑制结核病菌扩散，促使结核病灶钙化。

蛋壳蛋黄治浸润型肺结核

【配方及用法】鸡蛋壳（皮）6个，鸡蛋黄6个。将蛋壳研细，放入蛋黄搅匀，然后置于搪瓷或陶器内，于炭火上炒拌至呈焦黑色，即有褐色之油渗出，将油盛在盖碗内备用。每次饭前1小时服5滴，每日3次。

【功效】滋阴养血，润燥利肺。

玉米须冰糖治肺结核之咯血

【配方及用法】玉米须、冰糖各60克，加水共煎。饮数次见效。

【功效】利水，止血。

吸蒜气疗肺结核

【配方及用法】紫皮大蒜2～3头。蒜去皮，捣烂。置瓶中插两管接入鼻内，呼气用口，吸气用鼻。每日2次，每次30～60分钟，连用3个月。

【功效】止咳祛痰，宣窍通闭。

【引自】《广东中医》（1963年第5期）

四汁丸可治肺结核

【配方及用法】生藕汁、大梨汁、白萝卜汁、鲜姜汁、蜂蜜、香油、飞箩面各120克，川贝18克。将川贝研细面，和各药共置瓷盆内，以竹箸搅匀，再置大瓷碗或砂锅内，笼中蒸熟，为丸如红枣大。每服3丸，日3次夜3次，不可间断，小儿减半。

【功效】散癖止血、养阴清热、化痰润肺。主治肺结核之喘咳、吐痰吐血等。

【备注】服药后如厌食油味、恶心，急食咸物可止。忌食葱、蒜。

【引自】《中医验方汇编·内科》（第1集）

炙枇杷叶、炙百合等可治空洞型肺结核

【配方及用法】炙枇杷叶 12 克，炙百合 12 克，炙桑叶 15 克，炙甘草 15 克，寸冬 12 克，冬花 12 克，桔梗 12 克，半夏 12 克，知母 12 克，豆根 3 克，外加莲菜 250 克。将以上 11 味药共煎成汤药，待稍凉后再加蜂蜜 120 克，搅匀后再服用此汤药。

【荐方人】河南　娄然

吃梨可治空洞型肺结核

【荐方由来】我邻居楚某经医院检查，确诊为肺结核，病情日趋严重，吃利福平等药也不见效。因家境困难，在家歇着不是个事，就去山里看梨园。有的梨从树上掉下来，扔了怪可惜，他就把好些的生吃了，差些的放锅里煮着吃，每天能吃 0.5 ~ 1.5 千克不等，吃了 1 个多月，奇迹出现了：咳嗽减轻了，痰中看不到血了，身上也有劲了，脸色也发红了，饭量也增加了，上下坡走路几乎和健康人一样了。连吃了 3 个多月，感觉和没病一样。于是去南阳地区医院透视检查，医生也感到惊奇，原来肺上的空洞基本痊愈了。

楚某这几个月什么药也没吃，每天只吃梨，这才知道是吃梨治好了肺结核。

【荐方人】河南　陆权

健肺宝可治空洞型肺结核

【配方及用法】白及、浙贝母、天冬、百部（炙）、百合（蜜炙）各 30 克，童鸡（去毛及内脏洗净）1 只。将上药共为粗末，装入洗净鸡肚内扎好，放入锅内文火炖煮，加佐料、食盐、生姜少许，每周炖食 1 只药鸡，汤可饮，连续服食 3 个月为 1 个疗程。一般服食 2 ~ 3 个疗程可基本痊愈，空洞闭合。

【功效】本方药精力专，疗效确切。方中白芨一味为君，有逐淤生新、补肺损疗咯血之功；天冬、百部二味抗结核抑菌；贝母、百合清肺化痰、解郁助肺而司清肃之令；尤妙在用童鸡一味血肉有情之品，鸡药合用培土生金，能增强机体免疫之能。

【荐方人】甘肃　赵炎声

【引自】《当代中医师灵验奇方真传》

白及、蜂蜜可治浸润型肺结核

【配方及用法】白及 500 克，蜂蜜 250 克，先以清河水将白及煎熬，去渣澄清，后入蜂蜜收膏（中药的一种制法，即用蜂蜜煎制形成膏状，如同果冻样），每日 50 克。

【引自】《任继然临床经验录》《中医单药奇效真传》

蛤蚧、黄连可治空洞型肺结核

【配方及用法】蛤蚧 3 对，黄连 500 克，百部、白芨各 1000 克。先将蛤蚧去头切成长条，用黄酒浸后，焙干，研粉。再将另 3 味以水洗净，晒干，粉碎过 100 ～ 120 目筛，与蛤蚧粉混合均匀，用开水泛为水丸(将药物细粉用冷开水、药汁或其他液体为粘合剂制成的小球形丸剂)，干燥即得。分装成 300 袋，每袋约 9 克。每次 1 袋，每日 3 次，饭后温开水送服。

【功效】适用于肺结核、慢性纤维空洞型肺结核。

【引自】《中草药通讯》(1978 年第 5 期)、广西中医学院《广西中医药》增刊（1981 年）

蒸百部、白及等可治浸润空洞型肺结核

【配方及用法】蒸百部 31 克，白及、煅牡蛎、炒人中白、炒穿山甲、鳖甲、川贝各 62 克，另加麝香 0.3 克，共研极细粉末，密贮瓶中。每次服 6 克，每日 3 次，饭后开水送服。

【功效】对肺结核阴影、浸润、空洞均有显著疗效。

【荐方人】福建 黄锦清

【引自】广西医学情报研究所《医学文选》

第十节
骨结核

　　骨结核又称骨痨，为临床上顽固性疑难病症。目前，虽有一些治疗骨结核的中西药和方法，但临床疗效不佳。该病是一种慢性疾病，部分患者伴有其他部位的结核病，一旦发病，难以很快治愈。国内外西医常规疗法有两种。一是常规抗结核疗法。早期有效，但多数病人确诊时已进晚期，骨关节病灶破坏严重。由于局部气血凝滞不通，微循环严重受阻，有效的抗结核药物难以通过循环达到病灶处，所以多数病人疗效很差；同时，抗结核西药均对肝、肾、胃、肠及神经系统的毒副作用大，以致部分患者难以坚持按期用药。二是手术治疗。这种治疗不仅耗资多，且难以根治。现在很多专家学者认为此手术属破坏性手术，一般不主张采用。

用雄牛骨川椒枣治骨结核

　　【配方及用法】雄牛股下2/3段，川椒数粒，家枣数粒。先将牛骨骨髓取去，把川椒放入骨髓腔内，后放入家枣，骨断口处用黄泥封固，用木炭火烧存性研末。每20～30剂为1疗程，每剂分3等份，每晚临睡前用黄酒送服1份。

　　【备注】服药期间忌一切豆类、狗肉、海味。睡觉时忌用被子蒙头睡。

　　【荐方人】江西　董政

乌龟粉可治骨结核

　　【配方及用法】取乌龟1只，将其埋在谷糠内，并点燃将龟烧死后，烤干研面，用黄酒冲服3天即可。

　　【荐方人】靳祥英

　　【引自】《老年报》（1997年3月25日）

服醋蛋液可治骨结核

　　【配方及用法】将250毫升左右的食用醋（米醋用低度的，9度米醋应用水稀释）倒入铝锅内，取新鲜鸡蛋1～2个打入醋里，加水煮熟，吃蛋饮汤，1次服完。

【荐方人】黑龙江 陈为村

壁虎可治骨结核

【配方及用法】壁虎，焙干，研为细末，储瓶备用。每次口服1克，每日3次，长期服用。

【引自】广西中医学院《广西中医药》增刊（1981年）

内服外敷蜈蚣粉治骨结核

【配方及用法】将蜈蚣烘干，研极细末，胶囊装盛，每次服5粒，总量不超过4.5克，每日2次。同时，外用凡士林纱布沾上蜈蚣粉末，填入瘘管内，每日1次。

【备注】蜈蚣有毒，勿服过量，孕妇慎用。

【荐方人】朱良春

【引自】《中医单药奇效真传》

鳖甲粉可治溃疡性骨结核

【配方及用法】鳖甲50克，研成细粉。先在清洁的铝饭盒底层放适量医用白凡士林，上撒少许鳖甲粉，然后放上纱布条100块，再将剩余的鳖甲粉撒在上面，盖好饭盒盖蒸沸灭菌30分钟即得。病灶常规消毒，清除坏死组织，然后将鳖甲油纱条用探针轻轻填塞到病灶底部，隔日换药一次。对结核性脓肿未溃而有波动感者，切开后，处置如上法。

【引自】《辽宁中医杂志》（1982年第3期）、《单味中药治病大全》

鹿茸、男发等可治骨结核

【配方及用法】鹿茸5克，男发5克，母牛前腿骨一节。把牛骨开一洞，取下光整骨盖备用，余药混合装入骨髓腔内，然后盖上骨盖，用丝线缠好，以免骨髓油外溢。加水淹没骨头，煮沸2小时，把骨头取出折断，取出骨髓油及药物，用纱布过滤挤出骨髓油即得。一次口服。一般1剂即愈。如1剂不愈者，于半月后服第2剂。

【引自】《实用民间土单验秘方一千首》

乌龟壳红枣可治骨结核

【配方及用法】生乌龟壳 2500 克，红枣 1500 克（去核）。将龟壳烧存性，研细末，放入煮熟枣肉内，捣烂做丸。每次 100 克，每日 3 次，开水送服。

【引自】《实用民间土单验秘方一千首》

第十一节
淋巴结核（鼠疮瘰疬）

蟾砒丸可治鼠疮

【配方及用法】蟾酥、巴豆、白胡椒各 15 克，砒霜 22.5 克。将上药分别研末和匀，入红枣（去核）11 枚，葱白 24 克，共捣烂如泥，混合制成 400 丸，晾干备用。每次取药丸 1 粒，用两层纱布包好，两端用线扎紧，一端留线头 10 厘米。将扎好的药丸，慢慢塞入患侧鼻孔内，留线用胶布固定于鼻翼两旁（用药 5 ～ 10 分钟后，患者有打喷嚏、流鼻涕、淌眼泪等正常反应）。每次塞 8 ～ 10 小时，每周 2 次。

【备注】验之临床，通常连治 3 ～ 4 个疗程可愈。但瘰疬的钙化及吸收消失较慢，往往需 2 ～ 6 个月。已溃者，可同时用此方油浸液外擦，方法是取药丸 10 粒，麻油 20 毫升，将药丸入油中浸透捣烂，搅匀备用。在涂药前先将溃烂面洗净，然后搅匀药油液擦患处，外用消毒纱布包扎，每 1 ～ 3 天换药一次，直到痊愈为止。形成瘰疬瘘管者，可用纱条浸药油后，塞入管腔。坚持用药，必收良效。

【引自】《浙江中医杂志》（1983 年第 8 期）、《中药鼻脐疗法》

用蛇油可治鼠疮

【配方及用法】活蛇 1 条，上等豆油 500 毫升。二者装入瓶中密封，待蛇化成油后，用蛇油涂患处，每日数次。

【引自】《健康生活报》（1995 年 7 月 14 日）

用夏枯草可治鼠疮

【方法】用夏枯草（干品），每日服 30 克；疮口用夏枯草搽洗，外用干纱布贴住，每日洗 3 次。

【引自】《实用奇效单方》《中医单药奇效真传》

用乌蛇皮贴敷可治鼠疮

【方法】取与肿核大小适度乌蛇皮，用淘米水浸泡软化后贴于肿核上，胶布固定。皮干即另换一块。

【引自】《浙江中医杂志》（1983年第4期）、《中医单药奇效真传》

橘子皮、红花等可治鼠疮

【配方及用法】橘子皮3克，红花6克，紫参9克，冰片1.5克，沙参3克，甘草18克，虎骨参茸酒1瓶。将上述六味药用虎骨参茸酒浸泡1小时，待酒渗入药内后，放入锅内加火烘炒（烘炒时，火候要严格掌握，火大易燃烧，火小影响药效），研成细粉备用。将药分成12等份，然后将榆树皮放入患者口中嚼成糊状。取其中一份药，把嚼好的榆树皮摊开，撒在上面，再吐几口口水在药粉上，把撒药的一面敷于患处，然后用纱布固定，每天按时更换一次。如果结核已破，可先用肥皂将患处洗净，切一片约1毫米厚的肥皂，贴在破口处，然后再上药（榆树皮需用新鲜的，可在当地刨一些榆树的根皮）。

【备注】在使用此药时，不要吃老母鸡、老母猪和老牲口肉。

【荐方人】王忠财

用猪胆陈醋敷患处可治鼠疮

【配方及用法】猪苦胆10个（用胆汁）、陈醋500毫升，放新砂锅慢火熬至稀稠适度如膏药状。先用花椒熬水洗患处，然后将药膏摊黑布上贴患处，每日换1次。

【引自】《中医验方汇选》《中医单药奇效真传》

用蜥蜴大葱包饺子吃可治鼠疮

【方法】用蜥蜴8个，大葱5根剁馅，加香油、盐，包成饺子，煮熟吃下。

【引自】《中医验方汇选》《中医单药奇效真传》

火硝、白矾等可治淋巴结核溃疡瘘管

【配方及用法】火硝21克，白矾24克，水银15克，轻粉6克，为1剂量。制前准备铁勺一个，平口碗一个，棉花一块，木炭1.5千克，石膏和黄泥适量。

先将铁勺擦净烤干，于勺底中央按顺序铺上药物（一下火硝，二下轻粉，三下白矾，四下水银），置于平口碗中，然后扣上平口碗，用石膏泥封闭碗与勺间空隙，再用黄土泥糊上，但必须露出碗底，并在碗底中央放块小棉花，用铜钱压上，以观察火力。先用文火，后用武火。当棉花发黄时，证明药物已升好，时间1小时左右。升好后去火炭，冷却后取掉封的黄泥、石膏和平口碗。勺底药物上层白色是白降丹，下层红色为红升丹，是治疗本病的药物。

用药前将溃疡周围用碘酒好好消毒，再用生理盐水洗净溃疡面脓汁，然后把少许红升丹撒于溃疡表面，盖无菌纱布。3～5天更换一次，至溃疡瘘管愈合为止。

【备注】禁酒，禁房事，禁食刺激和生冷食物。

【荐方人】黑龙江 冯继武

【引自】广西医学情报研究所《医学文选》

猪胆、生南星等可治淋巴结核

【配方及用法】猪胆10个（去皮取汁），上好陈醋400毫升，生南星细面15克，生半夏细面15克。将胆汁、陈醋共熬至挑起成丝状，立即加入南星、半夏，然后文火收膏。药膏敷于患处。初起未溃者亦可敷。日久核大者先将疮蚀溃，再用本方收功。

【荐方人】杨立汉

【引自】广西医学情报研究所《医学文选》

穿山甲、蛇蜕等可治淋巴结核

【配方及用法】穿山甲、蛇蜕、乳香、没药各9克，鱼鳔31克，鸡蛋5个，香油半斤。香油炸药，先下穿山甲、蛇蜕、鱼鳔、鸡蛋，后下乳香、没药，炸至黄焦为度，共捣泥。上为1剂药，每次服1匙，每日3次，1周服完。

【引自】《常见病特效疗法荟萃》

天龙散引流条可治淋巴结核形成的窦道

【配方及用法】天龙30克，冰片1～2克，煅珍珠3克。配制时先将天龙用清水洗净，焙干研末，过筛（40～60目），高压消毒，再将冰片、煅珍珠磨碎拌匀即得。用时根据窦道大小选适当引流条与"天龙散"搅拌，置入窦道，每日更换一次。

【备注】天龙即壁虎，本品栖于墙壁，善捕蝎蝇，故名"天龙"。

【荐方人】江苏　陈学连

【引自】《当代中医师灵验奇方真传》

猫眼草膏可治淋巴结核

【配方及用法】猫眼草 5 千克，洗净加水 15 千克，浸泡 3 天后，慢火熬 3 小时，去渣，再慢火熬至起泡似鱼眼时即成糊状，装瓶备用。根据疮口情况，在局麻下清除创面坏死组织及腐肉后，用涂有猫眼草膏的无菌纱布覆盖 (有窦道者用刮匙刮除豆渣样物及脓汁后，取适量药膏纳入)，包扎固定。视脓汁多少每天或隔天换药 1 次，直至疮口愈合。重者可加服抗结核药。

【引自】《河北中医》（1991 年第 3 期）、《单方偏方精选》

猪苦胆、松香等可治淋巴结核

【配方及用法】猪苦胆 (去皮)5000 克，食醋 6500 克，松香 50 克。将胆汁与食醋混匀后置铁锅中，文火煎熬，时时搅拌以防煳底，熬 3 ~ 4 小时后成膏状，兑入松香末和匀即可，装瓶备用。外敷时药膏应与所触及的淋巴结大小相近，尽量不波及健康皮肤。最初应每日换药，以后每 2 ~ 3 日换药一次，有脓者应每天换药。在敷药同时可服用抗结核药物。

【备注】此膏外敷除个别病例局部发生皮疹 (停药后即可消退) 外，其余未见不良反应。

【引自】《中医杂志》（1980 年第 3 期）、《实用专病专方临床大全》

第十二节
其他结核

马齿苋浸黄酒可治肾结核

【配方及用法】马齿苋 1500 克，黄酒 1250 毫升。将马齿苋捣烂，用酒浸泡三昼夜后过滤。每日饭前饮 9 毫升，如病人有饮酒习惯可饮 12 ~ 15 毫升。

【荐方人】黑龙江 张弘

【引自】广西医学情报研究所《医学文选》

用芥菜能治肾结核

【方法】每日用芥菜 250 克煎汤、煎鸡蛋、包饺子等方法食用。

【引自】《新中医》（1986 年第 7 期）、《单味中药治病大全》

鱼鳔山甲蜈蚣可治乳结核

【配方及用法】鱼鳔 90 克，山甲 30 克，蜈蚣 1 条。将鱼鳔用砂锅焙黄，3 味药共为细末。口服，每次 3 克，每日 3 次，饭后黄酒送下。

【引自】《实用民间土单验秘方一千首》

鸡蛋半夏酒可治咽喉结核

【配方及用法】先将生鸡蛋打一小孔，分别倒出蛋清、蛋黄，把 10 毫升酒稀释至 30 毫升，倒满蛋壳的 1/3，再放半夏 2 克，另以细铁丝制成环状，把鸡蛋壳置于其中，然后加火煮 3 ~ 4 分钟，取出半夏，随后加入该鸡蛋清的一半，加火煮二三沸备用。病人用上汁一口一口地漱口，慢慢地湿润咽喉。

【功效】鸡蛋半夏酒对咽喉部结核有特效，对喉头结节及声音嘶哑皆有良效，教师、播音员、演员经常服用可以保护嗓子，还对咽喉癌有治疗作用，亦可帮助喉癌术后的声音恢复。

单吃大蒜可治肠结核

【方法】紫皮蒜若干。第一疗程10天，每天3次，每次25克，吃饭时一起服用(下同)；第二疗程20天，每天3次，每次20克；第三疗程30天，每天3次，每次15克；第四疗程12个月，维持量每天2次，每次10克。若改用白皮蒜，用量加倍，用法不变。部分合并慢性肝炎的病人，配合应用口服保肝药物。

【引自】《黑龙江中医药》(1989年第4期)、《单味中药治病大全》

龙胆泻肝汤可治附睾结核

【配方及用法】龙胆草12克，黄芩15克，泽泻10克，栀子(炒)10克，木通10克，当归12克，生地15克，柴胡8克，夏枯草15克，浙贝12克。上药煎15～20分钟取汁，约200毫升。日服2次，并配合仙人球捣碎局部外敷患处。肝郁有湿热者加牡蛎15克，炙鳖甲12克，橘核10克，玄胡10克，苦参12克，青皮10克，龙胆草减至9克，黄芩减至12克，去木通与泽泻。

【荐方人】湖南 刘达仁

【引自】《当代中医师灵验奇方真传》

连翘、百部等可治结核性胸膜炎

【配方及用法】连翘、百部、鱼腥草各等份。将上药共研细粉，过罗，炼蜜为丸(中药制法，即将药物细粉以炼制过的蜂蜜为粘合制剂成可塑性的固体药剂。炼蜜即为熬蜂蜜)。每丸含药粉约4.6克，每次2丸，每天3次，温开水送服。临床治愈(症状消失，X线检查无胸水，血沉正常等)后再巩固治疗2个月。

【荐方人】河北 冯国庆

【引自】《当代中医师灵验奇方真传》

十枣汤可治结核渗出性胸膜炎

【配方及用法】芫花、甘遂、大戟各等份(总量1～3克)，大枣10枚(或30克)。芫花、甘遂、大戟共为末，每次1～3克，每日1次，于清晨空腹时以大枣熬汤调服。下泻后，糜粥自养。一般用药2～3天，检查症状、体征好转，胸水明显吸收，或用药后，下泻稀水便6～7次，失水较重，即可停用。若未达到如期效果则可继续使用，并稍增大剂量，每次最大量不超过3克，总疗程7日，无效者停用。每个病例均进行系统抗结核治疗。

【备注】十枣汤为峻攻逐水之剂，治悬饮、水肿腹胀。方中芫花善攻胸胁水饮，甘遂、大戟善泄脏腑水湿，三药合用，攻下之力更峻，而且均有毒性，故配伍大枣10枚，扶正补脾，益气护胃，缓解诸药之毒，减少反应，以冀攻不伤正。此外，使用十枣汤时应注意要清晨空腹时服，服药后1小时左右，一般下泻稀水便5～7次，若仅有1～2次，则表明剂量太小，次日可稍增加剂量再服1次。体弱者少用，孕妇忌用。而且，此方对干性胸腹炎、脓胸无效。

【荐方人】湖北 涂月生

【引自】《当代中医师灵验奇方真传》

用地蝎虎等可治结核性腹膜炎

【配方及用法】用地蝎虎(又名地出)7个，从肛门把它肚内的东西弄出，放入胡椒一粒，用棉油炸焦，取出晾凉后，研末，开水冲服(寒者以姜为引，其他可选用芦根、串地龙、眉豆蔓、丝瓜络中的一种为引)。每次服7个，小儿每次服4个。

【荐方人】河北 杨何民

【引自】广西医学情报研究所《医学文选》

第十三节
各种寄生虫病

安蛔下虫汤可治蛔虫腹痛

【配方及用法】茵陈(先煎)60克,槟榔、乌梅各30克,木香、枳壳、使君子、苦楝皮、生大黄(后下)各10克,花椒3克。以水3碗,先煎茵陈至2碗去渣,纳诸药,煎至1碗下大黄,再煎十数沸,放温服用。一般用药1剂痛止,再服蛔下。

【功效】本方专治蛔虫所致的腹痛诸症(蛔虫性肠梗阻、胆道蛔虫症等),临床应用安全可靠,无毒副作用,患者易于接受。

【荐方人】四川 杨忠贵

【引自】《当代中医师灵验奇方真传》

醋药椒可治胆道蛔虫

【方法】取食醋250克,花椒10余粒,用火煮开,待温饮下即可。

【引自】《偏方奇效闻见录》、《中医单药奇效真传》

槟榔片、南瓜子等可治绦虫病

【配方及用法】槟榔片150克,南瓜子(去皮取仁)125克,大黄(后下)、枳实各20克,贯众25克,雷丸(为末冲服)、二丑各10克,芜荑15克。将上药煎煮30分钟取汁,煎煮2次,共计取汁约600毫升。药汁分2次服,服完一次过2小时后再服第二次。

【功效】方中槟榔、雷丸、贯众、南瓜子、二丑、芜荑杀虫驱虫,麻痹、瓦解虫体;大黄、枳实攻积导滞、泻下驱虫,能使被杀死、麻痹之虫排出体外。如用本方1剂不成功者,可过1个月以后继续服用本方,身体虚弱者酌情减量。

【荐方人】黑龙江 潘维信

【引自】《当代中医师灵验奇方真传》

线麻叶蒸鸡蛋可治愈囊虫病

【配方及用法】取成熟期的线麻叶子（东北农村种的线麻，也叫麻子、苎麻、芋麻）20～30个为1剂，将麻叶洗净研成细末，每剂打2个鸡蛋搅在一起，加入少许水，无盐上锅蒸熟，每早空腹服1剂。病史短、轻症患者，百日内可治愈；重患不超过半年。麻叶吃多出现头晕者，可适当减量，此外无其他副作用。

【荐方人】黑龙江 孙学良

姜半夏、雷丸等治囊虫病

【配方及用法】姜半夏、雷丸、陈皮各9克，茯苓、白芥子各12克，薏米15克。将上药共研为细末，做成蜜丸，每服9克，每天3次。疗程1～5个月。

【引自】《吉林医药》（1974年第2期）、广西中医学院《广西中医药》增刊（1981年）

南瓜子仁、槟榔等可治肚肠内囊虫

【配方及用法】南瓜子仁、槟榔各100克，硫酸镁30克。将上药混合水煎服。服药前的头天晚上宜少吃饭，于次日早晨每隔半小时吃一次药，共吃2次，服药1小时后，便可将囊虫打出体外。

【引自】《神医奇功秘方录》

全蝎朱砂散治囊虫病

【配方及用法】全蝎50克，蝉蜕75克，甘草25克，朱砂15克，琥珀20克，冰片5克。将上药共研细末，过120目筛（朱砂、冰片待其他药物研细后，再合成）。每次3.5～5克，每日服2～3次，温开水送下。

【引自】《辽宁中医》（1978年第2期）、广西中医学院《广西中医药》增刊（1981年）

用穴位贴敷法治脑囊虫

【配方及方法】砒石（信石、红矾）10克，巴豆7个，斑蝥3个，珍珠1只（大），轻粉3克，银珠15克，狼毒50克（或蜂蜜适量）。先将斑蝥去头、足、翅；巴豆去皮，焙干研末；砒石、轻粉、银珠研细末；新鲜狼毒捣成泥状。诸药调和捣匀而成糊状即可外敷，分敷于双太阳穴（外眼角斜上方）、印堂穴（双眉中间）、神阙穴（肚脐上）。外敷 3 ～ 4 小时，察看皮肤，以出米粒状丘疹为度，然后除去外敷药贴，即可达到治疗效果。

【备注】使用本方药外贴 1 次未愈者可于半个月后再敷贴 1 次。禁忌小米饭、荞面、辛、辣、甜食物，牛羊肉类 1 周以上。皮肤易起水疱、易感染者禁用。敷药用完后深埋土中。

【荐方人】山西 孔梦庚

【引自】《亲献中药外治偏方秘方》

西洋参、黄芪等可治囊虫病

【配方及用法】西洋参 30 克，黄芪 60 克，鹿角胶 30 克，参三七 30 克，陈皮 25 克，半夏 20 克，茯苓 30 克，竹茹 20 克，雷丸 70 克，槟榔 90 克，全虫 60 克，三棱 15 克，蓬莪术 15 克，昆布 30 克，海藻 30 克，仙鹤草芽 60 克。上药精工各研细末，过 120 目筛。黄酒打为丸如绿豆大，晒干装瓶备用。每次 10 克，每日 2 次，饭前开水送下。3 个月为 1 疗程，服 1 ～ 2 个疗程后观察其效果。

【备注】寄生虫病，在祖国医学中属"癫痫"的范畴。由于食用附有绦虫卵的未经烧熟的蔬菜、肉类及瓜果，幼虫卵寄生于人体发育为成虫，侵及脑则阻滞脉络，厥气生风，发为抽风，精神失常，继而发生阵发性头痛等；藏于肌肤则发生结节增生；居于眼则致失明。

【荐方人】河南 吴振兴

【引自】《当代中医师灵验奇方真传》

第十四节
急症及其他

新鲜生药治疗中暑

【配方及用法】鲜芦根、鲜藕、鲜麦冬各60克，荸荠（去皮）100克，雪梨10个绞汁。

【备注】芦根能清热、生津、除烦，与鲜藕、麦冬、荸荠、雪梨合用，具有解暑特效。在农村，也可就近采集新鲜的芦根用于解暑。外出旅行找不到芦根时，亦可用芦茎替代芦根，二者作用相同。

【荐方人】广东 张伟新

治疗中暑妙方

【方一】3～5瓣大蒜捣碎，加入适量的开水，搅匀，待稍温后即给病人服下，一般服用1～3天即见效。此方对中暑昏倒病人有效。

【方二】鲜苦瓜2个剖开去瓤，切片浸泡盐水数日，捞出苦瓜将浓汤当茶喝，每日1剂，数日见效。

【方三】生姜汁、韭菜汁各10克，大蒜5瓣去皮捣烂后拌入汁中。用此汁灌服中暑昏厥者。也可存入瓶内备用，每次约服10克，日服3次，连续服用数日见效果。对消化不良致腹泻疗效也很显著。

【荐方人】韦智诚

戒烟糖戒除吸烟嗜好

【配方及用法】白人参15克，远志45克，地龙45克，鱼腥草50克，白砂糖100克。先将白人参等四味中药放入锅中，加水适量，煎煮。每20分钟取煎液1次，加水再煎，共煎取液3次。然后合并煎液，再以小火煎煮浓缩，待煎液较稠厚时加糖，调匀。再煎至用铲挑起即成丝状而不粘手时，停火。趁热将糖倒在涂有食油的大搪瓷盘中，待晾凉，将糖分割成块即可。经常含食，或想吸烟时吃。

【功效】可辅助戒除吸烟之嗜好。

【引自】《卫生报》

豆瓣酱缓解烟毒

【配方及用法】豆瓣酱。买成品。佐餐。

【功效】豆瓣酱有分解尼古丁的作用，可缓解或减轻烟草的毒害。

【引自】《卫生报》

萝卜白糖戒烟

【配方及用法】白萝卜，白糖。白萝卜洗净，切成细丝，用纱布挤出苦涩的汁液不用。每天清晨吃一小盘加糖的萝卜丝，吃后吸烟就觉得淡而无味，或不再想吸烟，从而慢慢克服烟瘾，达到戒烟的目的。

【功效】戒除吸烟的不良嗜好。

【引自】《卫生报》

丁香、肉桂戒烟

【配方及用法】丁香、肉桂、谷氨酸钠（食用味精）各等份。将上药共研细末，贮瓶备用。用时，取药粉 0.5 ~ 1 克用医用凡士林调成膏状，或加少许白酒做成药饼，贴敷于合谷穴压痛明显侧的甜味穴（在腕背桡侧横穴上约 0.7 寸处），外用胶布固定，24 小时后取下。

【荐方人】四川　郑明远

浓茶除口臭解烟酒之毒

【配方及用法】花茶（或红茶）适量。以沸水冲沏。待茶变浓时饮用。

【功效】清心神，凉肝胆。浓茶能除口臭，解因吸烟过量所致的心慌、恶心，并能解酒。

柿子防酒醉

【配方及用法】柿子 1 个。柿子洗净，削去皮。饮酒前吃。

【功效】可解酒醉，防止酒醉。

螺蚌葱豉汤治酒醉不省

【配方及用法】田螺、河蚌、大葱、豆豉各适量。田螺捣碎，河蚌取肉，同葱与豆豉共煮。饮汁 1 碗即解。

【功效】祛热醒酒。用治饮酒过量醉而不省人事。

萝卜解酒后头痛

【配方及用法】萝卜 1 个，红糖适量。萝卜洗净后捣成泥状，加适量红糖混合。冷服。

【功效】清肺凉胃，活血通气。用治饮酒过量引起的头痛、头晕。

甘蔗汁解酒醉不食

【配方及用法】甘蔗汁、牛奶各适量。甘蔗汁与牛奶共温服，用量不限。

【功效】除热哕，疗反胃。用治嗜酒成癖，酒醉数日不进食。

老菱角汤解酒毒

【配方及用法】老菱角及鲜菱草茎共 150 克。水煎服。

【功效】用治饮酒过量中毒。

葛花萝卜煎治酒精中毒

【配方及用法】干葛花 60 克，鲜萝卜 500 克。将上药加水煮沸，边煎边服。服药过程中，应观察患者的变化。

【荐方人】湖北 刘丽

枳椇子煎服可解酒毒

【配方及用法】枳椇子 50 克，将上药洗净，用水 250 毫升煎 20 分钟左右，约煎至 100 毫升，撇出药汁，温服。将药渣再煎再服，每日 2 次。

【功效】止渴除烦，治疗醉酒及酒精中毒。

【引自】《小偏方妙用》

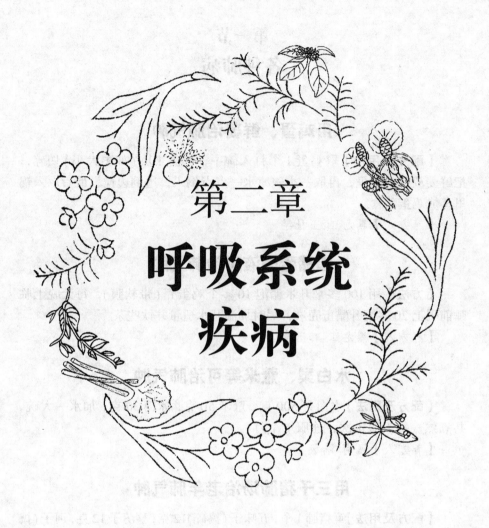

第二章

呼吸系统
疾病

第一节
各种肺病

用鸡蛋、鲜姜治肺气肿

【配方及用法】取鸡蛋 1 个打入碗中，鲜姜 1 块 (如枣大小) 切碎，把鲜姜放在鸡蛋里，再取一小碗凉水一点点倒入，边倒边搅，最后放入锅里蒸成鸡蛋羹食。

【荐方人】黑龙江 王祉孚

喝醋蛋壳液可治肺气肿

【方法】用 100 多毫升米醋泡 10 多个鸡蛋壳 (带软膜)，每天晚上临睡前喝上 20 多毫升醋蛋壳液，喝时加温开水适量并饮些茶。

【荐方人】黑龙江 韩玉学

水白梨、薏米等可治肺气肿

【配方及用法】水白梨 500 克，薏米 50 克，冰糖 30 克，加水一大碗，共煮熟。每天服 1 次，连服 1 个月。

【荐方人】河南 陆极

用三子猪肺汤治老年肺气肿

【配方及用法】鲜猪肺 1 个，五味子(捣碎)12 克，葶苈子 12 克，诃子(捣烂)9 克。先将猪肺洗净，切成条状，将以上 3 味中药用干净纱布包好，连同猪肺一起放入砂锅内，加水 600 毫升，用火煎煮。待猪肺熟烂，药液煎至 300 毫升时，取出药包，食猪肺喝汤 (吃时不加盐或酱油，可加入适量香油)。1 剂可分 6 次服，每日 3 次，2 日内服完。每次服时都要加温后再服。每周可服 2 剂。如服 2 ~ 3 剂后症状未完全消失，可隔几天再服 1 ~ 2 剂，一般即可治愈。本方对慢性支气管炎也有较好疗效。

【荐方人】李子云

【引自】《老人报》（1996 年第 10 期）

用桑白皮、猪肺等治肺气肿

【配方及用法】桑白皮 15 克，猪肺半个（约 200 克），蜜枣 2 ~ 3 个。把猪肺用自来水从肺喉管冲入，冲到猪肺胀大，用手压去水分，再冲水再压数次，切开，下锅煎去水分后，加少量油。一个猪肺分两次用，分别加药煎后吃肺喝汤。

【荐方人】广东　植楠

熟地、五味子等可治肺气肿

【配方及用法】熟地 15 克，五味子、麦冬、山药、山萸肉、紫石英各 12 克，茯苓、泽泻、丹皮各 9 克，肉桂 5 克（冲服）。每日 1 剂，水煎，分 2 次服。

【荐方人】广西　李子云

每天吹气球可减轻肺气肿

【方法】每天吹 40 次气球，以保持肺细胞及细支气管的弹性，减轻肺气肿的症状。临床实验显示，吹气球的效果优于单纯的深呼吸锻炼，也可两者交替进行，值得一试。

【引自】《益寿文摘》（1997 年 9 月 4 日）

芦根、僵蚕等可治肺痈

【配方及用法】芦根 20 克，僵蚕 10 克，薄荷 10 克，蝉蜕 5 克，银花 20 克，甘草 10 克。将上药煎 15 分钟去渣取汁约 250 毫升，每日 1 剂，分 3 次服。咳嗽吐汁样脓痰者，加桔梗 10 克，黄芩 10 克，冬瓜仁 30 克；病重者每日服 2 剂。

【荐方人】湖南　宁延尧

【引自】《当代中医师灵验奇方真传》

鱼腥草可治肺痈吐血

【荐方由来】金代名医刘完素，有一次上山采药，冒雨外感，畏寒发热，咳嗽痰多，神疲气促，咽干口渴，渐渐咯出脓血痰。他先用苇茎汤，后又用桔梗汤，均无效验。家人、弟子急得团团转，不知如何是好。

门生中有一易州人——张元素，得知刘完素来河间采药，便前去求教。张元素弃文习医，在易州一代小有名气。他听说刘完素老先生病重，便前去探望。寒暄之余，张元素从行囊中取出一些草药，交付门生说："此药我已试用多人，颇灵。"说罢便告辞而去。刘完素取过草药嗅了嗅，闻得芳香之气味，误认为三白草对肺痈症药不符，遂弃于一旁，门生劝道："不妨试之。"遂置于瓦罐之中煎煮取汁，端在床前让老师过目。刘完素见药汁状如红茶色，芳香而稍有涩味，极似肉桂之香，暗自思忖："其并非三白草也，不知何药，恐易州当地草药。"就一口气喝了下去。三天后，刘完素气促趋平，咳嗽大减，脓痰已净。他正要派人去请张元素，却见他前来拜访，便问："不知先生用何药，莫非贵地特产？"张元素从药筐中取出一束草药，顿时满屋鱼腥味。他说："此乃蕺菜，气味如鱼腥，故又名鱼腥草，生长于潮湿地，水塘也。采集后阴干，便无鱼腥味。煮后如茶味清香，不知老先生服后是否有此感觉？""嗯。"刘完素连连点头。张元素治好名医刘完素的消息传开，他的名气就大了。

【配方及用法】鱼腥草50克，天花粉30克，侧柏叶15克。将上药加水600毫升煎煮15～20分钟，撇药汁，温服，再煎再服，日服2次。

【功效】鱼腥草味辛性寒，有清热解毒、利尿消肿的功用。《常用药物手册》说："治上呼吸道感染，肺脓疡，尿路炎症及其他部位化脓性炎症。"现代药理研究认为，鱼腥草有抗菌、利尿作用，还有镇痛止血，抑制浆液分泌，促进组织再生等作用。

【引自】《小偏方妙用》

石榴花、夏枯草治肺痈

【配方及用法】白石榴花、夏枯草各50克，黄酒少许。白石榴花与夏枯草同煎汤。服时加少许黄酒饮用。

【功效】清肝火，散淤结，消炎。用治肺痈、肺结核。

陈醋大蒜治肺痈

【配方及用法】陈醋、大蒜。我国民间农历腊月初八有用醋泡"腊八蒜"之习俗，用这种陈醋泡过的腊八蒜，每天佐餐或早晚食蒜数瓣并饮醋1盅。

【功效】宣窍通闭，解毒消炎。用治肺痈。

【引自】《家庭医生》

猪肺萝卜汤清热补肺

【配方及用法】猪肺 1 具（去气管），青萝卜 2 个。洗净，切块，加水共煮熟，分次服食。

【功效】清补肺经，消肿散窟。用治肺脓肿。

【引自】《健康报》

云母、焰硝等可治肺痈

【配方及用法】云母、焰硝、甘草各 128 克，槐枝、桑白皮、柳枝、侧柏叶、橘皮各 64 克，川椒、白芷、没药、赤芍、肉桂、当归、黄芪、血竭、菖蒲、白及、川芎、白薇、木香、防风、厚朴、桔梗、柴胡、党参、苍术、黄芩、龙胆草、合欢皮、乳香、茯苓各 15 克。麻油熬，黄丹收，加松香 32 克搅匀。用时每取适量，贴敷患处，外以纱布盖上，胶布固定。每日换药 1 次。

【功效】清肺、化痰、清痕、排脓、兼以补虚。

【引自】《理瀹骈文》

石上柏桔梗治硅肺

【配方及用法】石上柏（全草）20 克，桔梗 15 克，鱼腥草 12 克，生甘草 10 克。临床应用本方时，可根据病情灵活加减。若气血两虚者，加党参、黄芪各 20 克；若咳嗽剧烈者，加川贝母、前胡、蝉衣、橘络各 10 克；若大便秘结者，加生川军（后下）10 克。将上药水煎，每日 1 剂，分 3 ~ 4 次口服。两个月为 1 个疗程。可连服 2 ~ 3 个疗程，直至症状消失时为止。

【荐方人】广西 农宣芝

第二节
咳嗽

萝卜葱白可治风寒咳嗽

【配方及用法】萝卜1个，葱白6根，生姜15克。用水3碗先将萝卜切片、煮熟，再放葱白、姜，煮剩一碗汤，连渣趁热一次喝完。

【荐方人】广州 崔丽娟

对止咳有效的紫苏酒

【方法】摘紫苏叶洗净，沥干水分后放入广口玻璃瓶中，加入蜂蜜和40度以上的烧酒浸泡。

【备注】紫苏性味辛温、气辛香，归肺、脾经。有解表散寒、行气和胃之效。主要用于风寒感冒、咳嗽气喘、妊娠呕吐、胎动不安，亦可解鱼蟹中毒。常用量是5～10克。以它的叶子浸酒饮用，用量可因人而异。

【荐方人】广西 马一生

大白萝卜、蜂蜜治风寒咳嗽

【配方及用法】大白萝卜1个，蜂蜜30克，白胡椒5粒，麻黄2克。然后将萝卜洗净，切片，放入碗内，倒入蜂蜜及白胡椒、麻黄，蒸半小时趁热顿服。

【备注】萝卜最好带皮吃。但也要注意，脾胃虚寒、进食不化，或体质虚弱者宜少食；萝卜破气，服人参、熟地、何首乌等补药后不宜服用。

【荐方人】张克明

服用桔梗可化痰止咳

【方法】桔梗5～10克，开水泡，或放置热水中稍煮都行。量可视症状大小确定。不过，如果只是干咳，没有其他疾患，最好慎用。

【备注】（1）中医认为桔梗性平，味苦、辛，有开肺气、祛痰、排脓之效，最适宜于外感风寒，咽喉肿痛，肺脓疡，咳吐脓血，痢疾腹痛等症。

（2）桔梗是桔梗科植物桔梗的根，有镇咳、镇静和解热的作用。

【荐方人】海南　魏大春

白果、北沙参等止咳化痰

【配方及用法】白果、北沙参、百合、花生米各25克，冰糖适量，以水煎取汁液服用，每日1剂。

【备注】（1）偏方中的白果有敛肺定喘、益脾气的功效，系治虚咳之药。咳嗽一直好不了大约是因为虚咳得并不严重，并未引起足够的重视。或者认为这是小病，甚至图方便、省事，差不多好了就停药，结果给疾病有"可乘之机"。

（2）北沙参对于热伤胃阴，或阴虚津亏所致的口干、咽燥症疗效显著。百合味甘、微苦，性微寒。归心、肺经。能润肺止咳、清心安神。

【荐方人】武汉　叶建功

萝卜巧治风寒咳嗽

【方法】感冒引发的咳嗽，或伴有黄痰，此时可买长条萝卜，切为半截（实心的较好），用小刀挖空其心，内放冰糖或橘饼，盛碗中入蒸笼，蒸10分钟后即有蜜汁流出。吃时连汁带肉，功效特佳。对老年人咳嗽痰多或小孩百日咳很有效。

【荐方人】崔勇

猪粉肠治风寒咳嗽

【方法】若只干咳、喉痒，有时咳至声音嘶哑，可买猪粉肠洗净，锅底撒一层薄而均匀的盐，将猪粉肠置其上，盖好，慢火蒸熟后服下，爽口味美颇有奇效。

若咳嗽带痰，将猪粉肠、冰糖少许、橘饼两三个共放入大碗中加水慢蒸，待猪粉肠熟透，即可食用。

【荐方人】陈芳

【引自】《中国秘方大全》

牛蒡子、桑叶等治风热咳嗽

【方法】牛蒡子、桑叶、杏仁各9克，薄荷叶、桔梗各5克，水煎服，每日2次。

【荐方人】韦自诚

热咳妙方

【方一】橘子皮9克，白萝卜12克，煎水服。

【方二】萝卜籽9克，煎水服，也可治痰多，吐脓血。

【荐方人】刘志辉

鸡冠花炖猪肺治疗干咳、咯血

【方法】鸡冠花炖猪肺，用15～20克白色干品鸡冠花，与猪肺（不可泡水）加水炖1小时，加少许冰糖，饭后两三个小时后口服，治疗干咳、咳出血。

【荐方人】王玉立

【引自】《中国中医药报》

炖梨治疗咳嗽无痰

【方法】选无渣、味鲜肉细的好梨一个，削去外皮，挖去籽，放川贝粉一钱，再嵌入冰糖，放大碗中，入锅隔水慢炖1个小时左右，至冰糖溶化取出食用。每天吃1次，月余可收效。

【荐方人】山西 陈玉荣

木瓜治疗咳嗽痰少

【方法】熟木瓜一个去皮，入锅加适量蜂蜜和水，蒸熟食用。

【功效】木瓜是一种中药，有酸味，能使肺部收敛；蜂蜜润肺，二者兼食对咳嗽的治疗很有帮助。

治疗咳嗽痰多的四个妙方

【方一】鲜茼蒿菜3两，用水煎，去残渣，加冰糖适量，待融化后，分两次饮用，至好为止。

【方二】 小而嫩的莲藕 500 克洗净，用刀刮去藕上的杂色点，再用铝制刮板上下刮刨，用纱布包莲藕渣用力挤汁入碗中，500 克莲藕约可流半斤汁。用半碗水加冰糖 1 汤匙煮沸，糖溶化后倒入藕汁，边倒边搅匀（若不搅会成糊状），趁热喝下，连服两次，痰会渐消且短期内不复发。

【方三】 蜂蜜、麻油各一大匙，以瓷锅或铜锅煮开即溶，温时服下，又香又甜且止咳。

【方四】 咳嗽严重的，备香蕉两三只、冰糖一二两。将香蕉剥皮，切成寸许长小块，冰糖捣碎，加半饭碗冷开水，入锅用水炖约 10 分钟，冰糖溶化冷后即食用。这样处理的香蕉很难吃，舌头会有麻的感觉，但若每晚服用一次，只需一周便可痊愈。

【荐方人】 陈芳

【引自】 科学技术文献出版社《中国秘方全书》

生鱼腥草茎等治感冒引起的久咳、痰多

【方法】 生鱼腥草茎、生毛线草茎、生黄花菜茎各 100 克，猪肺 500 克。加盐水适量，小火煮开 60 分钟后当菜食用，把汤喝完。一日一次，连服 3 ～ 5 日即可。

【荐方人】 周德征

用好米醋泡蒜可治伤风

【配方及用法】 用 9 度以上白米醋 100 毫升，浸泡一头砸碎的蒜瓣（独头蒜更好，可用 2 ～ 3 头），浸泡 2 小时后，即可饮用泡过蒜的醋液。成人每次服一满匙，小儿酌减，日服 3 次。每次服后，再服 1 片扑尔敏。

【备注】 此方对已引起肺炎或形成慢性支气管炎者，效果不显著。小儿不愿服者，可加适量冰糖一起服用。此方可在饭后服用，以减少对胃部的刺激，但无其他副作用。

【荐方人】 辽宁　莫川

用嫩桑叶、陈皮等可治咳嗽

【配方及用法】 嫩桑叶、陈皮、杏仁、五味子、当归、云苓、半夏、甘草各 6 克。将上药水煎，分 2 次服。

【备注】 此方妙在一味嫩桑叶。树之有叶，犹人之有肺；人以肺

为呼吸，植物则以叶为呼吸；以其叶活肺，实有同声相应、同气相求之妙。

【荐方人】江西 刘先启

吃杏仁冰糖能治好剧烈咳嗽

【配方及用法】杏仁 100 克，化猪油 50 克，冰糖 100 克。将杏仁浸泡去皮捣细，在铁锅内加猪油炒成黄色，再加入冰糖，冰糖化完拌匀即起锅。日服 3 次，每次服指头大一块。

【荐方人】四川 刘方义

【引自】广西科技情报研究所《老病号治病绝招》

用冰糖食醋可治久咳气喘

【配方及用法】冰糖 500 克，食醋 500 毫升（最好是陈醋或香醋），置砂罐或陶钵内，用文火煎熬至冰糖完全溶化，冷却后装瓶备用。每日早晚各 1 次，1 次 10 毫升，空腹服下。此偏方制作简便，口感良好，效果显著，服后无副作用。凡有气喘、咳嗽、痰多等症的朋友均不妨一试。

【荐方人】陈原

第三节
气管炎、支气管炎

用白凤仙花猪心治慢性气管炎

【配方及用法】取白凤仙花一大把，用水洗净；用新鲜猪心一个，不要血；把白凤仙花从各条心脏血管中塞进猪心，用筷子捣实，直至装满到血管口，放清水和少量黄酒，盛在砂锅内煮熟。空腹服汤吃猪心。

【备注】孕妇忌用。

【荐方人】江苏　蔡峰

【引自】广西科技情报研究所《老病号治病绝招》

腌橘皮生姜当小菜吃治支气管炎

【配方及用法】取新鲜橘皮(干陈的亦可，但用保鲜防腐剂处理过的不宜)洗净，用清水浸泡1天左右，或用沸水泡半小时，用手捻几遍，挤干黄色的苦水，再以冷开水洗涤，把水挤干，切成细丝，在阳光下晾晒。同时取鲜生姜(与橘皮等量或2：1)洗净晾干切成丝，与橘皮丝相混合，然后加食盐和甜豆豉拌匀，装入陶瓷罐或玻璃瓶内筑紧加盖密封，腌制两三天即可食用。在室温20℃以上，可持续保存1个月左右，吃起来气味芳香，辛辣可口，具有开胃、生津、止咳、化痰的作用，既是佐餐佳品，又能发挥医疗保健功能，中老年朋友不妨一试。

【荐方人】杨文俊

用冰糖橘子蒸水喝治支气管炎

【配方及用法】将橘子放在一个瓦罐里(每次剥2个橘子)，放上水和适量的冰糖，用文火隔水蒸。水烧开后，再蒸5分钟左右，连水带橘子肉喝光吃光。每天上午、下午各1次，坚持喝五六天就收效。病情严重的，可以多喝几次。

【荐方人】江西　郭学柱

用狗肺鸡蛋可治愈气管炎

【配方及用法】鲜狗肺 1 具，鸡蛋 10 个。将狗肺装入小陶盆内，把 10 个鸡蛋打开倒入碗中搅成糊（搅到起沫），把蛋糊装进肺管，剩下的可倒在肺叶间。把盆放笼内，蒸熟后切成片，放在瓦上焙干，研成细末即成。一日 3 次，每次 15 克，饭后服。

【荐方人】河南 任清范

嗅醋气能使慢性支气管炎迅速治愈

【荐方由来】我今年 68 岁，患有慢性支气管炎，每有感冒就咳嗽不止，特别是春、秋、冬季节越发严重，经中西医治疗也不见效。江苏睢宁县大王集镇医院周院长，离休后在我县高柚镇卓场村开设诊所，我把病情告诉他，他说："你这病不用吃药打针，可买几瓶白醋，每晚上取 250 毫升醋倒入小铁锅中，炖在煤炉上，人坐在跟前用鼻闻嗅蒸发的醋热气，多则 5 个晚上就能治好。"我如法闻了 4 个晚上，确有效果。

【荐方人】安徽 卓世斗

用百部、全瓜蒌等可治气管炎

【配方及用法】百部、全瓜蒌、杏仁各 200 克，龙眼肉 100 克，川贝、猴姜各 150 克，金毛狗脊 80 克，竹油 70 克，板蓝根 250 克，共研末。每日 2 次，每次 10 克，开水冲服。忌吸烟、饮酒及食用产气食物。一般 3 天见效，4 个月治愈。

【荐方人】河南 揭海鹰

柏壳、叶下珠等治气管炎

【配方及用法】柏壳 300 克，叶下珠 250 克，地虱 150 克，冬虫夏草 100 克，共研末。每日 2 次，每次 10 克，开水冲服。忌吸烟、饮酒。一般 20 天内减轻，3 个月治愈。

【荐方人】云南 王天华

姜蜜香油鸡蛋治气管炎

【配方及用法】将 2 个新鲜鸡蛋打入碗内搅碎，加入 2 汤匙蜜、1 汤匙香油和 2 个蚕豆大的鲜姜 (去皮薄片)，置锅内蒸熟，早饭前空腹趁热吃下，每天 1 次，连吃 5 次即可见效。

【备注】此方既有营养，又能治病，无任何副作用。

【荐方人】姜新

【引自】《中国老年报》(1996 年 2 月 28 日)

用黑豆猪腰能治好气管炎干咳

【配方及用法】猪腰子一对，黑豆 150 克，红枣 15 克，橘子皮一块，加水 2 千克，慢火煮 3 个小时。吃猪腰子、黑豆和枣，分 4 天吃完，每天吃 3 次。把猪腰子、黑豆和枣分成 12 等份，每次吃一份就温热一份，其余的放在阴凉地方，防止变质变味。黑豆须嚼成糊状咽下。

【荐方人】黑龙江　许福连

用砀山酥梨加冰糖可治 "老慢支"

【配方及用法】砀山酥梨 2 千克，去皮后，把梨肉削成小片，加冰糖 500 克，放在盆里，入笼蒸 100 分钟，即可服用。每日早、晚各 1 次，8 天服完，为 1 个疗程。疗程之间相隔 3 天。

【荐方人】安徽　许知谦

用肉桂炖猪肉可治支气管炎

【配方及用法】肉桂 (中药铺有售)20 克，鲜瘦猪肉 (忌用种公猪和母猪肉)250 克。先将肉桂煮沸 20 分钟后，再将洗净切成肉片或小方块的猪肉倒入，炖 30 分钟 (不加盐和佐料)，去掉肉桂皮，分 4 次吃肉喝汤，每天早、晚饭前服用，连服 4 天。

【荐方人】贵州　胡定绥

吃牛羊肉可治气管炎

【荐方由来】从我家的病史看，气管炎似乎有遗传性，我外祖父、母亲、舅父、哥哥、弟弟和我都患有轻重不等的气管炎。我三十几岁开始咳嗽，越来越重，始为感冒，继而咳嗽，嗓子喑哑，非青霉素莫能遏制。好不多久，第二次又来了，到五十多岁身体日见衰弱。

有两年春节过后倍觉精神清爽，咳嗽极轻。细想只是过年买了不少牛肉，莫非牛肉可以医病？此后便有意吃牛肉，天天吃，顿顿吃，果然病情逐渐减轻。后来又吃羊肉，效果更为明显。迄今已坚持八年，医学界认为不能根治的气管炎却与我告别了。现我已进入古稀之年，反而日益健康了。

【荐方人】陈永轼

【引自】《老人春秋》（1997 年第 3 期）

冰糖炖草莓可治气管炎干咳

【配方及用法】取草莓 60 克，冰糖 30 克，将草莓洗净，置碗内，加冰糖，放锅内隔水蒸熟。每日吃 3 次，一般 3 天可愈。

【荐方人】安徽 黄布真

贝蒌止咳梨膏糖可治支气管炎

【配方及用法】瓜蒌霜 200 克，百合、杏仁、远志、苏子、芥子、川贝、桑白皮、葶苈子各 50 克，菜子、麦冬、黑虎、蛤蚧各 40 克，冬虫夏草 30 克，大红枣 20 克。上药共研极细末，先将药用黑砂糖 300 克，饴糖 200 克加入优质蜂蜜 200 克和鲜梨汁 400 克，用文火炖至糖溶化，加入全部药末，调匀，制成每块 9 克重的药膏。每次取 5 块，将其嚼碎用温开水送服，每日早、晚饭后各 1 次。连服 20 ～ 40 天可愈。

【功效】本品对急性支气管炎、支气管炎哮喘、支气管扩张并肺气肿等症具有显著疗效。

【备注】服药期间，严禁喝酒、吸烟和吃辛辣刺激性食物。

【荐方人】江西 华伟东

气管炎丸可治慢性气管炎

【配方及用法】川贝、蒌仁（去油）、黄芪各 25 克，枇杷叶、陈皮、乌梅各 12 克，杏仁（炒）、半夏、桔梗、百部、诃子肉、桑白皮、五味子、麦冬、天门冬、地龙各 9 克，细辛、干姜、莱菔子、枳壳、葶苈子、黄芩、甘草各 6 克。以上药物混合，过 120 目筛粉碎，用干热及射线方法消毒灭菌，制成重 6 克的蜜丸。每日 2 次，每次 2 丸，饭后半小时温开水送服。

【荐方人】辽宁 刘志林

【引自】《当代中医师灵验奇方真传》

用鲤鱼炖野兔治支气管炎

【方法】选择大而鲜的鲤鱼 1 条，野兔子 1 只，把鲤鱼的鳞和五脏去掉，扒去野兔的皮并去掉五脏，而后各切成小块，混合放入锅中炖，适当放入调料，熟后可食，吃完为止。经调查，治愈率达 90%。此法不仅可食到味美的鱼肉，还可去掉病根。

（1）鲤鱼的大小可依野兔来定，基本比例为 1∶1。

（2）在炖时是否放盐，这要根据个人的口味来定，放盐不可太多。

（3）对急、慢性气管炎均有治疗效果。

（4）治疗时，少量喝酒是可以的，切忌过量，不要吸烟。

（5）一般 1 次为 1 疗程。

【荐方人】河北　新磊

冬虫草、猪花等可治气管炎

【方一】冬虫夏草 250 克左右，水煎服，当开水喝。

【方二】猪花（阉割出来的，养过 10 年以上的老母猪更好），加枣树根削下来的皮适量，放在锅里煮熟，连服两三次，重患者可多服几次，至痊愈停服。

【方三】杀猪时取出猪小肚内的水，加适量冰糖放在锅里煮沸后服。

【荐方人】江西　罗永华

西瓜生姜蒸食可治气管炎

【配方及用法】大西瓜 5 千克，生姜 200 克切成片，放入西瓜中，隔水蒸三四小时后，伏天连汁带瓜皮数次吃下，效果良好。

【功效】西瓜，其利博哉，清热利尿，功在药上，解暑止渴，效赛雪梨，甘甜清润，童叟皆宜，古人誉之为天然白虎汤。姜辛温宜散。二味同用，其热可清，炎症当消，肺气宜泄，嗽痰症遁。

【荐方人】河南　王建坤

第四节
哮喘、打鼾

用木鳖子、桃仁敷足心治哮喘病

【配方及用法】木鳖子、桃仁（炒）、杏仁各10克，白胡椒7粒，均研成粉末，用鸡蛋清调匀，敷在双脚心15小时。人静卧，将两脚平放。

【荐方人】广西 谭春文

【引自】广西科技情报研究所《老病号治病绝招》

喝蜂蜜治哮喘病

【荐方由来】我哮喘病一犯，咳嗽不止，大口吐痰，吃饭不香，觉睡不好，尤其是一到冬天，我就更不好过了。

听别人说蜂蜜能治好哮喘病，我就抱着试试看的心理，从1994年冬开始，每天早、晚各喝一匙（冲饮），坚持喝了两年多，不再咳嗽。

【荐方人】辽宁 梁凤梧

灵芝酒可治慢性支气管炎哮喘

【配方及用法】灵芝10克，好酒500毫升。泡制后放阴处1周即可服用。每次一小盅。另外，灵芝还是恢复记忆的良药。

【荐方人】安徽 张守田

用萝卜煮鸡蛋治愈气管炎哮喘病

【配方及用法】冬至时取红萝卜2500克，去头尾洗净，用无油污的刀将萝卜切成半厘米厚的均匀片，再以线穿成串，晾干后存放，夏季用。每次取萝卜干3片，红皮鸡蛋1个，绿豆一小撮，均放入砂锅内，加水煮30分钟至绿豆熟烂。服用时将鸡蛋去皮，连同萝卜、绿豆及汤一起吃下。从初伏第一天开始服用，每日1剂，连续服用至末伏。冬季，也是从冬至时起，用鲜萝卜3片，红皮鸡蛋1个，绿豆一小撮，按上述方法服用，至立春时停服。

【荐方人】辽宁　马玉声

【引自】《晚晴报》（1997 年 10 月 4 日）

常食橘皮可治哮喘

【配方及用法】取新鲜橘皮（干陈的亦可）洗净，用清水浸泡 1 天左右，或用沸水浸泡半小时，随后用手挤干黄色的苦水，再以冷开水洗涤挤干，直到没有苦涩味，然后切成细丝，加入少许食盐拌匀（如适当加入鲜姜丝更好），装入罐或瓶中捺实盖紧，腌制 2 天后即可食用。

【荐方人】杨效勤

葡萄、蜂蜜防治哮喘

【配方及用法】葡萄 500 克（任何品种均可），蜂蜜 500 克，将葡萄泡在蜂蜜里，瓶装泡 2 ～ 4 天左右便可食用。每日三次，每次三四小汤匙。

【荐方人】河北　卢志远

紫蒜头防治哮喘

【方法】紫蒜头 500 克，去皮洗净后和 200 克冰糖同放入干净砂锅中，加清水，水面略高于蒜表面，煮沸后用微火炖成粥状，凉后早晚各服一汤匙，坚持服用到病愈。

【荐方人】李锡连

喝蜂蜡治哮喘病

【配方及用法】蜂蜡、红皮鸡蛋、香油。将蜂蜡 50 克放在锅内，打入鸡蛋（根据自己的饭量能吃几个打几个），蛋熟马上放一勺香油（以防大便干燥），出锅即吃。每早空腹服用。

【备注】服此药方不吃早饭。多喝开水，以免大便干燥。7 天 1 疗程，休息 3 天，再服。

【荐方人】内蒙古　徐荣生

【引自】《老年保健报》

丝瓜藤根炖白母鸡可治支气管哮喘

【配方及用法】成熟的丝瓜藤根 300 克，白母鸡（约 750 克）1 只，白砂糖 300 克。将上药加水 700 毫升，放入砂锅里密封，文火炖 2 小时，稍冷后即可食用。每日 1 剂，汤和鸡肉分 2 次食。

【荐方人】黑龙江 王清贵

【引自】《当代中医师灵验奇方真传》

用蝙蝠酒治支气管哮喘

【配方及用法】用夜蝙蝠 1 个，放火边烤干，轧成细末。用黄酒 2 份、白酒 1 份混合好，再与蝙蝠细末混合服用。

【备注】夏季服无效，须在冬季服用。酒的用量可根据年龄大小酌情增减，一次服完。

【荐方人】河北 李淑君

【引自】广西医学情报研究所《医学文选》

穴位敷药治哮喘

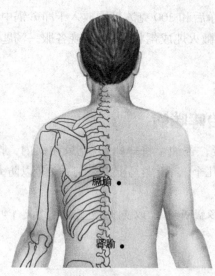

膈腧、肾腧的位置

【配方及用法】麻绒、细辛、五味子、桂枝各 3 克。上药为细粉，以姜汁调膏备用。在夏季三伏天，选取定喘、肺腧、膈腧、肾腧穴（双侧穴位，定喘为单侧）同时用药，每伏 1 次。将药膏涂于适当大小的薄膜纸上贴于各穴位，然后用胶布固定。贴药时间以病人自觉局部灼热疼痛为宜。否则局部会起疱而影响下次治疗。如本次疗效不显著，次年可继续治疗。

【荐方人】四川 周清云

【引自】《当代中医师灵验奇方真传》

口服多虑平治顽固性哮喘

【配方及用法】多虑平25毫克。每日3次，口服。

【引自】《实用西医验方》

麻黄、杏仁等可治支气管哮喘

【配方及用法】麻黄150克，杏仁200克，净棉子仁500克。杏仁、棉子仁分别炒微黄，和麻黄共为细末，备用。成人日服3次，每次10克，开水冲服。

【备注】对心源性哮喘无效。

【引自】《实用民间土单验秘方一千首》

用蛤蟆肚装鸡蛋法治哮喘

【配方及用法】蛤蟆1个，鸡蛋（最好是白鸡下的）1个。将鸡蛋从蛤蟆口内装入肚中，然后把蛤蟆用纸包上，取阴阳瓦2块（即瓦房上槽瓦1块，盖瓦1块）盖好，外用泥敷半指厚，置于火炉上烘烤，蛋熟取下。将瓦揭开，剖开蛤蟆，取出鸡蛋，去壳食之，随后饮黄酒适量。

【引自】《四川中医》(1987年第2期)、《单方偏方精选》

用柚子皮、乌肉鸡治风寒哮喘

【配方及用法】柚子皮1个，乌肉鸡1只。鸡去毛及内脏，以柚子皮纳鸡肚内，用砂纸密封，黄泥包裹，烧熟，去黄泥、砂纸，取鸡食。

【备注】热性哮喘不宜服。

【荐方人】龙赞深

【引自】广西医学情报研究所《医学文选》

姜汁治哮喘

【配方及用法】取肥大的生姜2千克左右，捣碎榨取姜汁。做一件合身的棉纱布内衣，用过滤的姜汁把内衣浸透，在烈日下晒干，然后患者贴身穿上，每7~9天换一次姜汁衣。一般患者穿3~4次后可见奇效。

病情较重者、患病多年的哮喘病人，则需穿 10 次或两个冬天方可收到显著疗果。

【备注】治疗期间忌食虾、蟹、生冷和酸性食物，戒烟，禁房事。

【荐方人】广西 梁庆森

黑芝麻可治老年哮喘

【配方及用法】黑芝麻 250 克 (炒)，生姜 125 克 (取汁)。用姜汁浸拌黑芝麻，再入锅内略炒一下，放凉。另用冰糖、蜂蜜各混合拌匀，放入广口瓶内，每日早、晚各服一汤匙。

【荐方人】广西 雷丽君

"一贴灵" 治哮喘

【配方及用法】白芥子、细辛各 10 克，甘遂、元胡各 6 克，麝香 1.5 克。将上药共研细粉，生姜 50 克捣汁，用姜汁将药粉调成糊，摊成 1 分硬币厚薄大小的药饼若干个，放在牛皮纸上，贴在患者背部脊柱两侧的肺

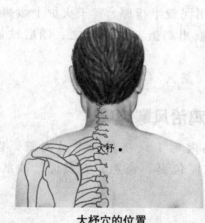

大杼 •

大杼穴的位置

腧、大杼、膈腧穴上 (左右各一穴，每次每穴用一个药饼)。贴前先用手指揉按穴位，使局部潮红。贴好后用胶布固定。睡前贴上，次晨取下。如皮肤感觉灼痛厉害，可贴 1 ～ 2 小时后取下。每隔 10 天贴一次。三伏天贴，每年夏天共贴 3 次。轻症 1 个疗程可愈，重症 3 个疗程可愈，总有效率达 85 %。此方简便实用，花费少，效果好。

【备注】贴后局部穴位有疱疹形成，是贴敷成功的象征，有疱疹必有较好疗效。

【荐方人】河北 张云亭

用西瓜露可治哮喘

【配方及用法】挑选一个 2 ～ 3 千克重的西瓜，切开一个小口，把中间西瓜肉挖去，留瓜瓤约 3 厘米厚，然后放入 150 克蜂蜜，150 克香油，

100 克鲜姜片，10 枚大红枣 (去掉枣核)，再把切下的小盖扣上，放进锅里固定好，锅内添水 (水面应当低于西瓜切口部分)，用火炖 1 个半小时左右。

趁热喝西瓜里的露汁，一边喝西瓜露，一边吃少许姜片，但不能吃西瓜里的大红枣，最好是一次喝完，然后睡半个小时。如果一次喝不完，下次再喝的时候必须炖热。

【备注】一般来讲，夏天喝了西瓜露，当年冬天就能见效。如果病程较长，可在来年夏天再喝一次。这样连续服用 2 次，即使不断根也会大有好转。小孩服量可适当减少。喝完西瓜露之后，不能吸烟，不能吃辛辣食物。

【荐方人】张裕兴

【引自】《老年报》(1996 年 9 月 12 日)

棉花根治哮喘

【配方及用法】用棉花根剥下的外皮 125 克，加入清水 5 千克于锅内熬制至棉花根皮成紫红色，过滤药液；再将此药液熬缩至 3.5 千克，放白糖 1 千克搅匀，冷后装入瓶内。每次服 2 匙，每天 3 次。

【引自】《佛门神奇示现录》

五味子鸡蛋泡醋可治哮喘

【配方及用法】五味子 155 克，红皮鸡蛋 7 个，醋 2000 毫升。将五味子和红皮鸡蛋共同泡入醋中，7 天后将上三味放入砂锅煎熬，沸后再煎 30 分钟。饭前吃蛋喝汤，一次喝不完者，下次温热再服。

【荐方人】河南　张年

第五节
其他呼吸系统疾病

用虎荞汤治支气管扩张咯血

【配方及用法】虎杖250克，金荞麦100克，猪肺1具，加水炖后去药渣，服汤和肺脏。每日2～3次，每剂服3天。一般服2～3剂可止血。为巩固疗效，可将虎杖200克，金荞麦900克，水煎服2～4周；也可按配量比例压片服，1次2克，每日3次，连服1～2个月。

【备注】本方对急症、慢症均宜，急性咯血时配抗生素抗感染，止血效果更好；伴有其他症候者，可按辨证配伍服他药；没有猪肺时可用五花肉代替。

【荐方人】四川 龙会全

【引自】《当代中医师灵验奇方真传》

用莲子、茅根等治气管扩张咯血

【配方及用法】莲子20克，茅根、鲜藕各50克，大枣3枚(去核)。水煎服，日服1剂。

【引自】《实用民间土单验秘方一千首》

用秘红丹治支气管扩张咯血

【配方及用法】大黄10克，肉桂10克，山药20克，白芨15克，川贝10克，生三七10克，生代赭石50克。将诸药各研细末。前6味混匀，每用4～6克，以生赭石末煎汤送服(汤煎成倒出时无须澄清，微温，趁混浊状服。赭石末沉渣再服时另加水煎煮即可)。病情急重者每隔2小时服1次。一般服药两三次即见效。血止后酌情继续服药一两日(每隔4小时服1次)，然后以养阴清热汤剂调理。

【备注】秘红丹为近代名医锡纯先生治疗吐血效方，原方由川大黄、油桂、生赭石三药组成。在原方基础上加川贝母、白芨、山药、生三七诸品治疗大咯血，扩大了原方的适应范围。全方具有清热降逆，止咳止血之功，药性平和，疗效可靠，屡用屡验。

【荐方人】云南　曾金铭

【引自】《当代中医师灵验奇方真传》

食蜂蜜鸡可治胸膜炎

【配方及用法】每次 1 只鸡 (男雌女雄好)，200 毫升蜂蜜。先把鸡杀死去杂洗净，放入锅中加水，用文火将鸡炖得烂熟后，再把蜂蜜倒入锅中，5 ~ 10 分钟后即可服用，稀稠一起吃。

【荐方人】河南　孙家声

银柴胡、淡黄芩等治结核性胸膜炎

【配方及用法】银柴胡 15 克，淡黄芩 15 克，牡蛎粉 15 克，瓜蒌皮 9 克。上药水煎服，每日 3 次，连服 5 剂。

【荐方人】湖南　王宗谈

【引自】广西科技情报研究所《老病号治病绝招》

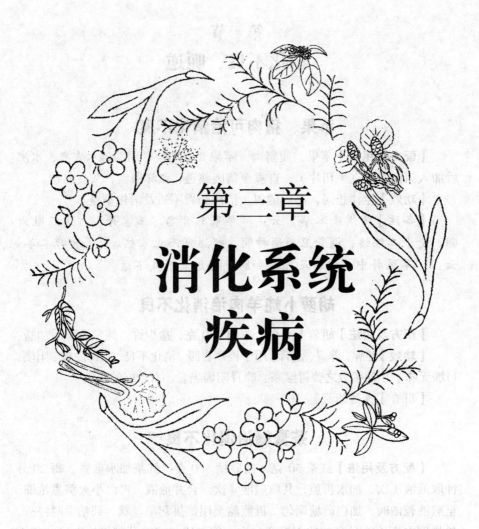

第三章

消化系统
疾病

第一节
消化不良、呃逆

苹果、猪肉可治消化不良

【配方及用法】苹果，瘦猪肉。苹果 2 个切块，用两碗水先煮，水沸后加入猪肉 200 克（切片），直煮至猪肉熟透，调味服食，久食有益。

【功效】生津止渴，润肠健胃。治疗肠胃不适及消化不良。

【备注】《滇南本草》云："苹果熬膏名'玉容丹'，通五脏六腑，走十二经络，调营卫而通神明，解温疫而止寒热。"《食疗本草》云："苹果补中焦诸不足气，和脾；卒患食后气不通。"

胡萝卜炖羊肉治消化不良

【配方及用法】胡萝卜 6 个，羊肉 250 克，盐少许。炖熟食，后加盐。

【功效】健脾，养胃，温肾。用于畏寒喜暖、消化不良、腹部隐痛、阳痿、口淡无味、小便频数之脾胃虚寒、脾肾阳虚患者，有较好的疗效。

【引自】《健康报》

茶膏糖治消化不良

【配方及用法】红茶 50 克，白砂糖 500 克。红茶加水煎煮。每 20 分钟取煎液 1 次，加水再煎，共取煎液 4 次。合并煎液，再以小火煎煮浓缩，至煎液较浓时，加白砂塘调匀。再煎熬至用铲挑起呈丝状，到粘手时停火，趁热倒在表面涂过食油的大搪瓷盆中，待稍冷，将糖分割成块即可。每饭后含食 1 ~ 2 块。

【功效】清神，化食。用治消化不良、膨闷胀饱、胃痛不适等。

橘枣饮治消化不良

【配方及用法】橘皮 10 克（干品 3 克），大枣 10 枚。先将红枣用锅炒焦，然后同橘皮放于杯中，以沸水冲沏约 10 分钟后可饮。

【功效】调中，醒胃。饭前饮可治食欲不振，饭后饮可治消化不良。

【引自】《老年报》

喝醋蛋液可治消化不良病

【方法】将250毫升左右的食用醋(米醋用低度的，9度米醋应用水稀释)倒入铝锅内，取新鲜鸡蛋1～2个打入醋里，加水煮熟，吃蛋饮汤，1次服完。

【荐方人】贵州　邵立学

鸡肫皮治消化不良

【配方及用法】鸡肫皮（鸡内金）若干。将鸡肫皮晒干，捣碎，研末过筛。饭前1小时服3克，每日2次。

【功效】消积化滞。治消化不良、积聚痞胀等。

山楂丸开胃助消化

【配方及用法】山楂（山里红）、怀山药各250克，白糖100克。山药、山楂晒干研末，与白糖混合，炼蜜为丸，每丸15克，每日3次，温开水送服。

【功效】补中，化积。用治脾胃虚弱所致的消化不良。

威灵仙、丁香等治呃逆

【配方及用法】威灵仙15克，丁香6克，柿蒂20个，制半夏15克，制川朴15克，生姜15克。病久气虚者加党参15克。煎两遍和匀，1日3次分服。

【功效】威灵仙去腹内冷滞、心隔痰水，现代药理研究证实对平滑肌有松弛作用，有报导用以治疗各种原因所致的呃逆，疗效达90%，故与柿蒂同用降逆止呃。半夏、厚朴化痰除满。丁香、生姜温中下气。

【备注】呃逆即通常所说的打嗝。胃热者忌服。

米醋止呃方

【配方及用法】米醋。呃逆发作时服米醋10～20毫升，一般可立即生效，止后复发再服仍效。

【功效】米醋味酸苦性温，酸主收敛功能散寮解毒，下气消食。故中焦虚寒胃气上逆之呃逆用之甚佳。

【备注】如肝火犯胃，嘈杂泛酸者，忌之。

八角茴香汤止呃逆

【配方及用法】将约二两重的生八角洗净，捶碎，放入锅中加两碗水煎煮，水煎得剩下一半时，即可服用。若胃寒较严重，可在其中掺入少量蜂蜜。

【备注】（1）八角茴香的主要成分是茴香油，它能刺激胃肠神经血管，促进消化液的分泌，增加胃肠蠕动力，有健胃、行气的功效，有助于缓解胃痉挛、止呃逆，减轻疼痛。

（2）但是，除栽培的八角外，其他野生种类的八角果实多有剧毒，误用时可引至死亡。

【荐方人】广东 李辉

双香、吴茱萸等治呃逆

【配方及用法】丁香、沉香、吴茱萸各15克，生姜汁、葱汁各5毫升。先将前3味药共研细末，加入姜汁，葱汁调匀如软青状，装瓶备用。用时取药膏适量，敷于脐孔上，外以纱布覆盖，胶布固定。每日换药1次。温胃散寒，降逆止呃。屡用屡验，效佳。

【功效】温胃散寒，降逆止呃。

【引自】《中医外治法奇方妙药》

生赭石、沉香治呃逆

【配方及用法】生赭石30克，沉香、法半夏各15克。将上药共研细末，装瓶备用。用时取药末20克，以生姜汁调匀成膏，贴敷中脘、肚脐上，外以纱布盖上，胶布固定。每日换药1次。

【功效】降逆止呃。

用瓜蒌可治重症型呃逆

【荐方由来】某年夏初，我因开窗睡觉受凉，夜半熟睡中突患呃逆，起床饮了口白酒。当时虽止住了，但病根没除，次日又呃逆不止。于是用单方治疗，熬柿蒂茶喝。由于病情加重，以往这种行之有效的验方，这次却不见效果。"嗝"越来越厉害，一连四五天没有止住，由一般性呃逆发展为膈肌痉挛。最后，夜晚不能入睡，白天说话受阻，饭吃不好，严重影响了身体健康。后打听到一个单方：瓜蒌（一味中药）熬汤服用，效果很好。介绍人说，他家一位老人，曾患膈肌痉挛，住院治疗没有治好，最后买了2个瓜蒌，熬汤服用后治好了病。按照介绍人说的方法，我买了几个瓜蒌，洗净后把皮、瓤、子一起入锅熬汤，服1次就有好转，次日再服用1次。

【荐方人】河南　翟民建

用口嚼咽红糖法治呃逆

【荐方由来】在打嗝时将50克红糖分2次送入口中嚼碎咽下，停个把小时再吃一次，立即见效。

【荐方人】河南　水合一

按摩膻中穴治呃逆

【方法】让患者平卧床上，两腿屈曲，腹部放松，以中指点按其膻中穴（两乳头连线中点）。患者当即就会感到舒服，施术不到2分钟，便可恢复正常。

【备注】膻中为任脉气会穴，又称上气海，具有宽胸理气、宁心安神之功。近年来，我在农村医疗实践中，按摩膻中穴治疗呃逆症50余例，均获速效、显效。

【荐方人】江西　钟久春

桂枝甘草龙骨牡蛎汤可治呃逆

【配方及用法】桂枝15克，甘草（炙或生）10克，生龙骨、生牡蛎各20克。先将龙骨、牡蛎煎20分钟，再放入桂枝、甘草同煎15分钟取汁。每剂水煎3次，合计200毫升。6小时服一次，每次50毫升。若服药困难，可酌情小量频饮。各药用量，可根据患者病情、体质适当加减。如中阳虚弱较甚，桂枝可加至20克，甘草须炙用；肝逆阳亢较盛，宜重用龙骨、牡蛎至各30克或40克，甘草生用或减量。

【荐方人】辽宁　孟繁志

【引自】《当代中医师灵验奇方真传》

用嚼咽砂仁法可治呃逆

【配方及用法】砂仁 2 克。将上药慢慢细嚼，嚼碎的药末随唾液咽下，每天嚼 3 次，每次 2 克。

【引自】《浙江中医杂志》（1988 年第 3 期）、《单方偏方精选》

口服乙酰唑胺可治呃逆

【配方及用法】乙酰唑胺 0.25 ～ 0.5 克，每日 3 次，口服。呃逆症状消失后停药。

【引自】《实用西医验方》

用高丽参、牛膝等可治呃逆

【配方及用法】高丽参、牛膝各 9 克，白术、云苓各 15 克，陈皮、丁香各 3 克，沉香 6 克。水煎服，重煎 2 次，空腹服用。

【备注】忌恼怒。

【荐方人】黑龙江 李保全

【引自】广西医学情报研究所《医学文选》

第二节
上消化道出血

胃出血用红糖核桃能治好

【荐方由来】我今年79岁，1992年患了胃病，1993年大便变成黑色，经检查，结论是胃出血。《晚晴报》登载"红糖炒核桃治胃病"，我半信半疑，但又想到此方含营养物质，不治病也能进补，便按此方制作食用。吃到10天，大便变成灰色，接着又吃7天，奇迹出现了，大便变成正常的黄色，胃出血停止，胃胀痛也减轻了。

【荐方人】张进镒

【引自】《晚晴报》（1996年8月7日）

用当归可止吐血

【方法】凡吐血多者，觅三四两（150～200克）重的大当归一只，全用，切细，取好陈酒一斤（500毫升），慢火煎至一满碗，以温为妙。候将要吐尚未吐，口中有血含住，取药一口连血咽下。

【荐方人】湖南　莫朝迈

止血煎可治上消化道出血

【配方及用法】马勃100克，大黄50克。用水浸泡马勃2小时，然后加水1000毫升，煎煮至300毫升时放入大黄，再煎煮至200毫升时倒出药液，用4层纱布滤过，加入甘油15毫升以延缓鞣酸分解，置冰箱内贮存。分口服和内窥镜下给药两种：口服一次50毫升，24小时后做内窥镜检查，观察止血情况；在内窥镜下，于活检钳孔插入塑料管，将止血煎注于出血病灶处，一次用量20～40毫升。

【备注】在内窥镜下喷洒时，最后需用生理盐水20毫升冲洗塑料管，可防止药液滴入活检管道，损伤内窥镜。

【引自】《中医杂志》（1989年第4期）、《实用专病专方临床大全》

黄土汤可治上消化道出血

【配方及用法】灶心土30克，熟附块6～10克，炒白术、阿胶（烊化）各10克，生地12克，黄芩10克，海螵蛸15克，白芨15克。呕血加半夏、旋覆花（包）各10克，代赭石（先下）15～30克；气虚甚加党参10克，黄芪15克；出血多加地榆15克，参三七粉（吞服）3克；有热象去熟附块。每天1剂，煎浓汁，分2～3次服下。

【引自】《四川中医》（1987年第2期）、《实用专病专方临床大全》

二乌大黄散治急性肠胃出血

【配方及用法】乌贼骨、乌梅炭、大黄各等份。上药共研细末，日服3次，每次10～20克；或大黄剂量增加1～2倍，开水浸泡后，吞服二乌粉。

【引自】《黑龙江中医药》（1993年第1期）、《实用专病专方临床大全》

止血万灵奇方治上消化道出血和鼻衄

【配方及用法】党参、仙鹤叶各24克，白术、白芍、茯苓、生地、黄连、黄芩、黄柏、银花、山栀（炒炭）、蒲黄（炒炭）、地榆、陈皮各12克，甘草3克。每日1剂，连续1周服完7剂后改用4：1的藕节大枣饮。即大枣每日用80克，藕节20克，先加水煮藕节至水成黏液状，再放入大枣同煮，煮好后分3次吃大枣，连服7天即可痊愈。

【备注】服药宜冷后服，忌食燥火之食物。

【荐方人】云南 周德明

【引自】《当代中医师灵验奇方真传》

单味虎杖治疗上消化道出血

【配方及用法】虎杖。以单味虎杖研粉口服，每次4克，每日2～3次。

【引自】《陕西中医》（1980年第6期）、《单味中药治病大全》

仙鹤止血汤治吐血

【配方及用法】仙鹤草30克，紫珠草15克，白芨10克，藕节30克，白茅根30克，茜草15克（生、炒各半），侧柏叶（炭）10克，薏苡仁10克，生甘草6克，红枣3枚，三七（另包）1克。上药煎30分钟取汁约200毫升，早、晚各服 1 次，病症重、急的服 3 ~ 4 次。三七研细末冲服。胃呕血加入乌贼骨 30 克。

【荐方人】山西 周永锐

【引自】《当代中医师灵验奇方真传》

益气凉血汤治疗上消化道出血

【配方及用法】党参、黄芪、当归、地榆 (炒炭)、槐花 (炒炭) 各 12 克，紫贝齿 30 克，蒲黄、炒阿胶各 20 克，乌贼骨 (研粉)30 克，参三七 (研末)6 克，生军 (研末)3 克。将以上 3 种药末和匀分 3 次温开水冲服，其余药物煎 20 分钟取汁 200 毫升，日煎服 3 次。

【荐方人】江苏 刘杏鑫

【引自】《当代中医师灵验奇方真传》

倍降汤治上消化道出血

【配方及用法】五倍子、真降香、乌梅炭各 10 克，白芨、地榆炭、侧柏炭各 15 克。每日 1 剂，水煎 20 ~ 30 分钟后取汁约 200 毫升，分 2 ~ 3 次口服。重者可每日服 2 ~ 3 剂。若伴腹痛，加炒白芍 15 克，炙甘草 5 克；虚寒者加黄芪 30 克，炮姜炭 5 克；有热象者加黄芩 10 克，大黄炭 6 克。

【荐方人】安徽 窦金发

【引自】《当代中医师灵验奇方真传》

第三节
胃炎、食管炎

旱莲草等治疗胃炎

【配方及用法】旱莲草、救必应、虎杖、水槟榔各 10 克，蒲公英、桂枝、水灯芯各 6 克，海螵蛸 3 克，合为 1 剂。每日 1 剂药煎两次水，上下午或晚上服，日服 2 次，中午不吃药。

【荐方人】黄福祥、李宏兴、陶秀荣

鸡蛋壳治胃炎

【方法】鸡蛋壳若干，文火炒黄，研末，分两三次开水吞服。每天服一个鸡蛋壳的量，连服两三日可止胃痛。

【荐方人】何启英

生食大蒜治萎缩性胃炎

【方法】每天晚餐取两瓣生大蒜，去皮洗净捣烂后和着稀饭食下（能生嚼则更好），餐毕漱口及口嚼茶叶，以解除口中异味。

【荐方人】金玉华

【引自】《老年报》（1997 年 7 月 10 日）

服苡仁粉可治慢性萎缩性胃炎

【配方及用法】将薏苡仁洗净晒干，碾成细粉，每次取苡仁粉 50 克，同粳米 100 克煮粥，熟后加入饴糖 30 克，每天 2 次。

【备注】薏苡仁健脾、补肺、利尿、清热、排脓，饴糖益气补中、缓急止痛，两药合用，药性缓和，味甘而无毒性，又是一种清补健胃的食品。慢性萎缩性胃炎，属虚、寒、热者，均可服用。

【荐方人】广西 韦保凡

【引自】《中医药奇效 180 招》

愈胃汤可治萎缩性胃炎

【配方及用法】丹参 30 克，白芍 50 克，龙葵 50 克，菝葜 30 克，炙甘草 5 克，细辛 3 克，砂仁 (后下)3 克，制乳香 3 克，失笑散 (包)18 克。水煎服，每日 1 剂。胃脘痛甚者加服三七片，每天 3 次，每次 5 片；腹胀甚者加陈皮、厚朴、大腹皮等；纳食呆滞者加楂曲、蔻仁等；嗳气频作者加沉香粉、制半夏、枸杞等；嘈杂口干者加煅瓦楞、乌梅等。

【引自】《云南中医杂志》(1986 年 7 月第 1 期)、《实用专病专方临床大全》

服三七治浅表性胃炎

【方法】取 150 克三七碾成粉末，每次服半汤匙，每天 3 次，用温开水送服。

【备注】正在胃出血的人不宜服用。

【荐方人】戴一鸣

用肉苁蓉治慢性浅表性胃炎

【方法】取肉苁蓉若干，洗净、晒干为末，每次服 5 克，1 日 3 次。

【荐方人】河北 郝占魁

【引自】《中医杂志》（1989 年第 6 期）、《中医单药奇效真传》

服蜂巢治慢性胃炎

【配方及用法】每次取蜂巢 5 克，放在嘴里慢慢细嚼，然后咽下，每天 2 ~ 3 次，空腹服最好；或者将蜂巢放在热锅中与一个鸡蛋一块炒熟吃。

【备注】凡养蜂者都有蜂巢，各地都可买到。

【荐方人】河南 胡彦居

用苍术、人参等治愈胃病

【配方及用法】苍术 4 克，人参 4 克，半夏 4 克，茯苓 4 克，大枣 2 克，陈皮 2 克，甘草 1 克，生姜 0.5 克，将以上生药混合研碎，用开水冲服，每次服 5 克，每天 2 次。

【荐方人】福建 刘兆福

【引自】广西科技情报研究所《老病号治病绝招》

用蒲公英治疗慢性胃炎

【配方及用法】蒲公英(全草)25克,白芨10克。水煎2次混合,分早、中、晚3次饭后服。

【荐方人】黑龙江 牟井有

【引自】《当代中医师灵验奇方真传》

用痢特灵甘油治食管炎

【配方及用法】痢特灵、甘油。将痢特灵片剂0.1～0.15克磨成粉状,加在100毫升甘油中调匀,于饭前将5毫升药油含于口中,徐徐咽下,饭后再将余下的5毫升按同样方法咽下。每日4次,分别于早、中、晚和睡前服用,直至临床症状消失。一般15天为1疗程。若为反流性食管炎应同时加用胃复安10毫克,每日4次,口服。

【引自】《实用西医验方》

第四节
胃脘痛、胃寒痛

用胃寒散治胃脘痛

【配方及用法】附子6克，肉桂4克，干姜10克，苍术10克，厚朴6克，白芍15克，红花10克，元胡12克，枳壳10克，米壳4克，吴茱萸10克，黄芪12克。将上述生药研细，过100目罗成粉，装包，每包4克，每次服1包，每天服2次。

【备注】孕妇忌服。

用黄芩莱菔汤治胃脘痛

【配方及用法】黄芩、炒莱菔子（杵）、姜半夏、陈皮、土炒白术、炙甘草、柴胡各10克，党参、茯苓各15克，水煎服。酸水过多加煅瓦楞子10克，白芍15克；苦水过多加生军6克；清水、甜水多者加鲜生姜10克，大枣7枚；兼有轻度溃疡者加白芨20克，乌贼骨10克（杵）。临床症状缓解改服维酶素善后。

【引自】《江苏中医》（1991年第7期）、《实用专病专方临床大全》

用三穗、莪术等治胃脘痛

【配方及用法】三穗6克，莪术6克，血竭9克，姜黄6克，五灵脂9克，蒲黄6克，安息香4.5克，檀香4.5克，沉香4.5克，广木香6克，鸡内金9克，丁香4.5克，吴萸9克，乳香6克，没药6克，川朴9克，元胡9克，砂仁4.5克，草果仁4.5克，香附9克，青皮6克，肉蔻1.5克，海螵蛸12克，神曲9克，小茴6克，甘松6克，共为末。每日3次，每次4.5克，每隔4小时服1次，温开水送服。

【荐方人】广西壮族自治区 李兆祥

【引自】广西医学情报研究所《医学文选》

单药郁金治胃脘痛

【配方及用法】郁金 30 克。将郁金研极细粉末，贮入瓶中，密封备用。用时取药末 6 克，以水调成糊状，涂于患者脐窝内，外以纱布覆盖，胶布固定。每天换药 1 次。

【功效】本方适于肝气犯胃型胃痛。胃脘胀闷，脘痛连胁，嗳气频繁，大便不畅症状者正好对症，用之收效甚佳。

【引自】《敷脐妙法治百病》

巧食鱼法治胃寒痛

【配方及用法】取鲜鲫鱼一条（约 250 克）去鳞、鳃及内脏，洗净，生姜 30 克洗净切片，橘皮 10 克，胡椒 3 克，共包扎在纱布内填入鲫鱼肚里，加水适量，文火煨熟，加食盐少许，空腹时吃鱼喝汤。

【荐方人】江西 钟久春

茶叶生姜治胃寒痛

【配方及用法】茶叶 50 克，生姜 20 克，水煎服。每日 2 次，2 天为 1 疗程。

【功效】此方有温中散寒、理气止痛之功效，适用于胃脘隐隐作痛、喜按，得暖则舒，胃部有冷感，四肢不温，大便溏薄，脉细、苔白、舌淡等症状的胃寒痛患者。

【荐方人】樊常宝

野兔耳烤焦治胃寒痛

【配方及用法】两个野兔耳朵，瓦片上烤焦，200 毫升黄酒送服，一次治愈。此方专治因生气、着凉等引起的胃病，多人服用后确有奇效。

【荐方人】河北 赵淑格

第五节
胃及十二指肠溃疡

鲜土豆汁治十二指肠溃疡

【方法】鲜土豆1千克洗净后切成丝条，捣烂，再用纱布包住，用力绞出土豆汁。将土豆汁放在锅中以大火烧开，然后用文火熬至稠状，加入适量的优质蜂蜜，再煎熬至黏稠如蜜状，置于土罐，凉凉后装入瓶中备食。每次1汤匙，一日2次，空腹服用。

【备注】（1）鲜土豆一般只有在乡下才能找到，采挖就近，立时制作，药效确实有保证。如果条件不许可，也应尽量采购到相对新鲜的土豆，切莫以陈货制作。

（2）土豆多淀粉，热量不低，有暖胃、保护胃肠黏膜之功。煎熬至稠蜜状，加蜂蜜长时间食用，则会有愈合胃肠溃疡创口之效。常吃对习惯性便秘也有相当疗效。

【荐方人】陈志明

三方配合使用治胃溃疡

【方一】一只木瓜切成8块，上午10点吃1片即可。

【方二】荔枝汁3汤匙，在下午两点之前吃（可用市面有售的荔枝罐头）。

【方三】樱桃1粒，樱桃汁1汤匙，在晚间9点左右服，如此反复，连服10天，见奇效。

【备注】（1）传统医学认为：木瓜能理脾和胃，平肝舒筋。木瓜所含的木瓜酵素能清心润肺，可以帮助消化、治胃病；木瓜碱具有抗肿瘤功效，对淋巴性白血病细胞具有强烈抗癌活性。

（2）确定为胃溃疡时，以上三方，按配合方式服用，自会收到奇效。

【荐方人】深圳　毛亦奇

鸡蛋壳乌贼粉可治胃及十二指肠溃疡

【配方及用法】鸡蛋壳2份，乌贼骨1份，微火烘干研细，过细粉筛，装瓶备用。每次服1匙，每天服2次，以温开水送服。

【荐方人】浙江 郭振东

【引自】《农家科技》（1997年第7期）

黄老母鸡、大茴香等可治严重胃溃疡

【配方及用法】黄老母鸡1只，大茴香、小茴香、黄蜡各100克，青盐适量。鸡收拾好后，整鸡和其他配料一起放入砂锅煮。注意：黄蜡待鸡熟了再放入，以防煮老了失效。汤里的鸡油和黄蜡凝固在一起时，把锅中物分成5份，下细面条吃。最好晚饭吃，5天吃完。冬季服用为佳（鸡肉不能扔、食之有益）。

【荐方人】河南 刘长庚

【引自】《老人春秋》（1997年第7期）

用母鸡加辣椒煮着吃治胃病

【配方及用法】肥母鸡1只(2年以上)，辣椒数个(患者年龄大多加几个，年龄小少加几个)。杀鸡剖去五脏，装入辣椒一起放在锅内煮，添水以淹没鸡身为度，煮烂即可。一天内分3次吃完(汤也喝)，勿受凉，服后少时卧床休息。

【荐方人】河南 陈双喜

鲶鱼治十二指肠溃疡

【配方及用法】0.5千克左右鲶鱼1条，白糖0.5千克。将鲶鱼切段盛入红瓦盆内，加入白糖搅拌均匀，然后连盆放入笼中蒸熟即可。此方多在天气凉时使用，一次吃不完的，可食用多次，也可在夏季存放于冰箱中多次食用。

【荐方人】河南 崇立

三七、乌贼骨等治胃及十二指肠溃疡

【配方及用法】三七、乌贼骨、墨鱼、佛手、川楝子、玄胡、黄连、白芨、甘草、川贝各 30 克，郁金、砂仁、广木香各 15 克，丁香 10 克，生白芍 50 克，鸡蛋壳 40 克，共研末过筛，装瓶备用。每日早、中、晚各服药 3 克，开水冲服。15 天为 1 疗程，一般经 2 ~ 4 个疗程可愈。服药期间忌饮烈酒和食用辛辣刺激物。

【荐方人】四川　唐术耘

煎甘草加蜂蜜治胃及十二指肠溃疡

【配方及用法】甘草 250 克，纯蜂蜜 500 克。将甘草放入药壶或不带油的铝锅熬 3 次后，放入碗内。服前先将熬好的甘草药水 3 汤匙放在杯里，然后再放入 20 汤匙蜂蜜，搅拌均匀，每天分 2 次空腹服完。服药后，大便次数增加，并逐渐变稀，如便有脓血似的物质，一般服 1 周可愈，病久又重的胃病需要 2 周痊愈。

【备注】1 个月内每餐必须吃软食物。

【荐方人】辽宁　关至元

猪板油、老姜等治胃及十二指肠溃疡

【配方及用法】猪板油、老姜、红枣、白糖各 500 克。将猪板油煎化（不用捞渣），老姜（去皮捣碎）、红枣（去核）、白糖三样一起下入煎化了的猪油内拌匀（呈糊状），存入在瓦罐内。每餐一汤匙，放入热饭内溶化后吃下，天天坚持，吃完为止。如 1 剂用完后，病者身体开始胖了，说明有效，可再吃 1 剂，病可根除。

【荐方人】广东　张霸

用黄芪、白及等治疗胃溃疡

【配方及用法】黄芪、白及、三七各 60 克，没药、硼砂、重楼各 30 克，象皮、血竭各 15 克。将药物烘干，研成细末，过筛，每包 12 克。加水适量煮成稀糊状，饭前空腹服，每日早晚各服 1 包，20 天为 1 疗程。

【备注】服药后，胃溃疡患者采取左侧卧位休息 20 ~ 30 分钟，十二指肠溃疡患者采取右侧卧位休息 20 ~ 30 分钟，以利药物充分敷于溃疡面，起到局部保护作用，余药又被消化吸收，发挥内治作用。此外，服药期间，严禁食荤油及生冷、刺激性食物。

【荐方人】江西　华勇继

【引自】《农村百事通》（1997 年第 9 期）

第六节
胃下垂、胃结石

大蒜头治疗胃下垂

【方法】大蒜头 1 两连皮烧焦，加一碗水烧开，加适量白糖，空腹食用。一日二次，连用 7 日。

【荐方人】彭海涛

蓖麻子、五倍子等可治胃下垂

【配方及用法】蓖麻子仁 10 克，五倍子 5 克，共捣烂如泥成膏，备用。取本膏适量敷于脐中，外加关节镇痛膏 6 ~ 8 贴固定，每日早、中、晚各热敷 1 次。一般 4 天取下，以连敷 6 次为度。

【备注】采用此法时，以气温不超过 20℃疗效较好。孕妇及吐血者忌用。

【荐方人】新疆 朱义臣

【引自】《中医杂志》（1986 年）、《中药鼻脐疗法》

枳实、葛根等可治胃下垂

【配方及用法】炒枳实 15 克，煨葛根 12 克，炙黄芪 120 克，防风 3 克，炒白术 9 克，山茱萸 15 克。水煎服，每日 1 剂。病重加柴胡 6 克，升麻 6 克；脾胃泄泻加煨肉蔻 6 克，罂粟壳 6 克；便秘加肉苁蓉 15 克；兼脾胃不和者加木香 6 克，砂仁 9 克，鸡内金 9 克；兼脾胃虚寒者加炮姜 9 克，川附子 12 克；肝脾不和者枳实 3 倍于白术，柴胡改为 9 克，加麦芽 15 克。

【引自】《山东中医杂志》（1985 年第 3 期）、《实用专病专方临床大全》

黄芪、焦术可治胃下垂

【配方及用法】黄芪 31 克，焦术 9 克，川朴 6 克，枳壳 1.5 克，草果仁 6 克，大腹皮 9 克，广木香 1.5 克，党参 9 克，肉蔻 9 克，砂仁 1.5 克，干姜 1.5 克，升麻 3 克。有炎者加半夏、陈皮，恶心呕吐者加藿香，小腹寒者加艾叶、小茴香，消化不良者加鸡内金。水煎温服，轻者 3 剂，重者 5 剂收效。

【荐方人】广东 韩剑

猪肚、白术可治胃下垂

【配方及用法】选新鲜猪肚 1 个，洗净。另取白术片 250 克，用水浸透。将白术塞入猪肚，两端用线扎紧，放入大瓦罐内，加水令满。置火上煮 1 天，煮时注意经常搅动，以避免猪肚粘在罐底。煮好后将猪肚内白术取出晒干，焙枯，研成极细末。每次服 3 克，每日 3 次，空腹时用米汤或开水送下。5 剂为 1 疗程，重症者连用 3 个疗程。

【荐方人】湖北 李萍

苍术、川朴等可治胃结石

【配方及用法】苍术 12 克，川朴 15 克，神曲 30 克，香附 25 克，川芎 10 克，栀子 10 克，莪术 20 克，大黄（后下）15 克，枳实 15 克，鸡内金 10 克，莱菔子 20 克。上药煎 20 分钟取汁约 250 毫升，加水再煎，取汁约 200 毫升，两次汁混分 3 次服，日服 3 次。疼痛者加玄胡 15 克，川楝子 12 克；泛吐酸水者加浙贝 10 克，海螵蛸 30 克；痞闷者加槟榔 15 克；体虚者加党参 15 克。

【荐方人】山东 秦修成
【引自】《当代中医师灵验奇方真传》

棱莪化积汤治胃柿石

【配方及用法】三棱、莪术、枳实、青皮、陈皮、山楂、神曲、麦芽、砂仁、木香、槟榔、鸡内金、瓦楞子各 9 克。每天 1 剂，水煎，分 2～3 次服。
【引自】《陕西中医》（1986 年第 7 期）、《单方偏方精选》

用党参、当归等治疗胃柿石

【配方及用法】党参 15 克，当归 9 克，干姜 6 克，制附子 6 克，炙甘草 6 克，大黄 9 克，川朴 12 克，枳实 9 克，桃仁 9 克，鸡内金 9 克，建曲 9 克，丁香 2 克，煅牡蛎（先煎）30 克，芒硝（冲）10 克。用开水煎服，每日早、晚各 1 次。同时用鸡内金 15 克，焦山楂 30 克，桃仁 12 克，冲红糖不拘时服。

【荐方人】甘肃 王建德

【引自】《当代中医师灵验奇方真传》

鸡内金、白术等可治胃石症

【配方及用法】鸡内金(研细末冲服)30克，白术15克，三棱10克，莪术10克，焦山楂20克，炒莱菔子20克，焦槟榔10克，青陈皮各10克，枳壳10克。水煎服，每日1剂，早晨空腹一次服下。

【荐方人】河北 傅贵余

【引自】《当代中医师灵验奇方真传》

用广木香、砂仁等治愈巨大胃结石

【配方及用法】广木香10克，砂仁(后下)5克，制军(后下)10克，枳实10克，川朴10克，芒硝(冲)10克，炒白芍30克，鸡内金10克，炙甘草10克。每日1剂，水煎服。服完3剂后大便溏泄；第4天夜间突发剧烈腹痛，大便不通，历时数分钟后便意陡增，临厕一挣，泻下一物，顿觉满腹轻松，余证亦愈，第7天胃镜检查发现胃石消失。

【荐方人】田耀洲

【引自】《江苏中医》（1995年第4期）

第七节
胃肠炎、腹泻、呕吐

龙眼核治急性胃肠炎

【配方及用法】龙眼核（即桂圆核）适量。将龙眼核焙干研成细粉。每次 25 克，每日 2 次，白开水送服。

【功效】补脾和胃。治急性胃肠炎。

陈皮、赤芍等可治肠炎

【配方及用法】陈皮、赤芍、红花各 15 克，米壳（罂粟壳）6 克，水煎服。服药时忌吃肉类。

【荐方人】河南　王樵月

枣树皮红糖汤治胃肠炎

【配方及用法】枣树皮 20 克，红糖 15 克。水煎去渣，加红糖调服，每日 1 次。

【功效】消炎，止泻，固肠。用治肠胃炎、下痢腹痛、胃痛。

梅连平胃汤治胃肠炎

【配方及用法】乌梅 15 克，黄连 10 克，秦皮 30 克，苍术 10 克，厚朴 10 克，陈皮 10 克，炙甘草 5 克，生姜 10 克，大枣 5 枚。泄泻次数多，日久不减者加罂粟壳 10 克同煎。每天 1 剂煎 2 遍和匀，日 3 次分服。

【功效】乌梅收敛涩肠；黄连、秦皮清热燥湿；苍术健脾胃、厚朴导滞、消除胀满；陈皮理气和中；炙甘草、姜、枣调和脾胃。本方苦寒清热燥湿，芳香理气健脾同用，故肠炎久延，脾虚而湿热留恋者宜之。

【备注】脾胃虚寒者不宜用此。

生米炒黄治疗腹泻

【方法】生米一小抓约 50 克，扒锅中炒黄（不能炒焦），再放茶叶一小抓（以隔年的为佳），一起炒至金黄。加清水 2 碗，熬成 1 碗，一次服下，即见效。严重者可再服一次。

【荐方人】吴景耀

牛额草治腹泻

牛额草少量洗净和同等猪肉剁碎，放适量水，蒸熟吃，一两次便好。

【荐方人】郭莹

石榴壳治腹泻

【方法】取石榴壳（新鲜或晒干的均可）适量，加适量清水，煮沸，冷却后当茶喝。效果明显。

【荐方人】河南 刘书文

马齿苋治急性肠炎引起的腹泻、呕吐

【配方及用法】马齿苋、野荠菜各 2 克，白萝卜干 20 克，生姜 3 片，水煎服，每日 1～2 次，连服 3 天。

【荐方人】刘智勇

生姜治腹泻

【方法】老姜一块，洗净，保留姜皮，拍碎。鲜鸡蛋一个，搅拌好。清水适量将姜味充分熬出。趁姜水滚烫，倒入搅拌好的鲜鸡蛋中，做成蛋花姜汤，根据腹泻的轻重程度，加入适量的盐，趁热喝下。

【荐方人】内蒙古 郭海霞

鲜乌梅治急性肠炎引起的腹泻、呕吐

【方法】鲜乌梅 3 个，米汤煎服，即可止泻。

【荐方人】段文琪、段文珏

乌梅泡酒治急性肠炎引起的腹泻、呕吐

【方法】50 ~ 60 度白酒浸泡乌梅，加佛手片适量，泡 15 天，腹胀腹痛或非细菌性腹泻均可食用。每次 3 只，每日 2 ~ 3 次。

【备注】乌梅性温，味酸，不宜多食。多食令人发热、长疮，孕妇及大便秘结者忌食。

【荐方人】褚继荣

番石榴嫩叶治急性肠炎引起的腹泻

【方法】嚼食少许新鲜的番石榴嫩芽叶并用温水送服，有奇效。

【备注】若一时找不到番石榴嫩叶，可用其老叶或果实煮水服，同样有好的效果。

【荐方人】黄涛

香蕉皮治腹泻

【方法】用新鲜的香蕉皮直接煮水饮用可治腹泻。

【备注】香蕉通便，但很少有人知道香蕉皮止泻，因为香蕉皮本身具有收敛作用，在治疗降血压上也很有效。

【荐方人】郑爱云

野鸡肉馅馄饨治腹泻

【配方及用法】野鸡肉、葱、姜、花椒粉、盐、面粉各适量，怀山药 50 克。野鸡肉剁成肉泥，放入葱姜末、花椒粉及盐，搅拌匀，成馄饨馅。面粉加水和面拼成馄饨皮，包馅备用。锅内水中加怀山药煮沸 5 ~ 10 分钟，下馄饨煮熟。食用。

【功效】补益脾胃。治疗脾胃气虚而致的腹泻。

【备注】不宜与核桃、木耳同食。

秫米枣丸治腹痛腹泻

【配方及用法】红高粱米 120 克，黑豆 60 克，大枣 30 克，神曲 40 克。大枣煮熟去核，其他三味研成细粉，加适量枣与汤调和，捏成饼，蒸熟，焙干，轧成细粉，置砂锅内炒成黄黑色，用蜂蜜少许调捏成丸，每丸 8 克。

晚饭后服 4 丸，白水送下。

【功效】红高粱味甘涩，温中，燥湿，收敛；黑豆除热下瘀，解毒止痛；大枣健脾和胃，止泻安神；神曲则有健脾进食之功。配伍对治疗腹痛腹泻或胃气不和刺痛吐酸有较好疗效。

用榛子仁治大便稀溏

【配方及用法】将榛子仁（大个质优）炒焦黄，研面，每次一汤匙，每日早、晚各 1 次，空腹以红枣汤送下。我老伴服到第 4 天，奇迹出现了，一天大便一次，而且成形，肠胃也不胀不响了。又连服 10 天，大便完全恢复正常，精神也不疲乏了。

【荐方人】李莫川

【引自】《晚晴报》（1996 年 12 月 14 日）

用大米、茶叶治腹泻很灵

【配方及用法】取大米 30 克，茶叶 10 克，先将大米入锅炒黄，再加入茶叶共炒至黄黑色，加水 250 毫升沸煮 5 分钟，温后滤渣，一次服饮煎液，婴幼儿酌减。

【荐方人】四川 唐德文

【引自】广西科技情报研究所《老病号治病绝招》

第八节
水臌腹胀（腹水症）

巴豆、小枣等可治腹水症

【配方及用法】巴豆 2 个，小枣 2 个，黑胡椒 7 个，绿豆 7 个。巴豆去皮去油，胡椒、绿豆用砂锅炒成黄色为末，小枣去核，将上药分在 2 个枣内，打烂为丸（为 1 剂）。

【备注】身体虚弱者 2 ~ 3 天吃 1 次。

【荐方人】河北　李振台

【引自】广西医学情报研究所《医学文选》

人参、大枣等可治鼓胀

【配方及用法】人参 10 克，大枣 30 枚，柴胡 15 克，白芍 10 克，枳实 10 克，厚朴 10 克，土鳖 10 克，水蛭 10 克，巴豆 6 克，芫花 10 克，甘遂 10 克，玄明粉 10 克，大黄 15 克，滑石 15 克。将上药共研细末为散，每次 5 ~ 8 克，温开水送服。服后恶心呕吐，腹痛腹泻，腹水渐消，急症缓解后，止服。如无上述效应可再服。

【备注】体弱者慎服，且一定要中病即止，及时调理。

【荐方人】湖北　卢明

【引自】《当代中医师灵验奇方真传》

茯苓青皮治腹胀

【配方及用法】茯苓 31 克，青皮、陈皮、枳壳、木香、川朴、槟榔片、大腹皮各 9 克，大戟、甘遂（面裹煨好）各适量，水煎服。方内大戟、甘遂分四等剂量，按情况可分用 1.5 克、3 克、4.5 克、6 克，最好先用小剂量。

【荐方人】湖北　陈栋

【引自】广西医学情报研究所《医学文选》

用阿魏、硼砂等敷脐可治腹胀

【配方及用法】阿魏 30 克，硼砂 30 克，好白干酒 360 毫升，猪膀胱 1 个。将 2 味药共研末，纳入猪膀胱内，再加入白酒，将膀胱扎紧。将装好药之猪膀胱缚于患者脐部，令其仰卧，猪膀胱之药酒即完全被吸收，腹胀自消。

【荐方人】河北　曾广岁

【引自】广西医学情报研究所《医学文选》

蛙鸡丸可治各种鼓胀

【配方及用法】青蛙 1 只，砂仁 20 克，黑、白丑 10 克，鸡矢醴 25 克。先将青蛙刨取出肠肚，再将后三味药塞入青蛙腹腔，外用湿纸包固定，再用稀泥土薄糊一层，文火焙焦（但不可成炭灰），研面水泛为丸备用。每日 3 次，每次 2 克，白开水送服。

【功效】健脾利水，扶正祛邪。

【备注】服此药禁忌用酒及油腻等物。

【引自】《河南中医》（1982 年第 5 期）、《实用专病专方临床大全》

防己、牛膝等可治各种腹水症

【配方及用法】防己 10 克，牛膝 30 克，苍术 30 克，白术 30 克，女贞子 30 克，旱莲草 30 克，加水 600 毫升，文火煎成 300 毫升，每次温服 150 毫升，每日晨起空腹和临睡前各服一次，30 天为 1 疗程。

【引自】《河北中医》（1990 年第 2 期）、《实用专病专方临床大全》

五谷虫可治腹胀

【配方及用法】五谷虫（即咸菜缸的蛆）50 个。用纯生棉油 10 克，炸五谷虫，炸时盖上锅盖，使之呈黄色。

【引自】《实用民间土单验秘方一千首》

制金柑丸可治阑尾切除术后腹胀症

【配方及用法】制金柑丸 6 枚（1 日量）。阑尾切除术后出现腹胀并发症，经过 24 小时未见排出矢气者，即可服药。每间隔 4 小时服 1 次，每次剂量 2 枚。用刀将制金柑丸切成碎薄片，置杯中，冲入滚烫开水约 100 毫升，加盖浸泡 10 分钟后，用汤匙取出药渣，送入口中嚼烂，随即连同汤液一起饮服。

【备注】腹胀是阑尾切除术后常见的并发症，制金柑丸有疏肝理气功能，畅通肠道，疗效可靠，经得起重复验证，且无任何副作用，尽可放心食用。本方只适用于阑尾切除术后并发腹胀症之患者，对手术后机械性肠梗阻无效。

【荐方人】江苏　胡明灿

【引自】《当代中医师灵验奇方真传》

老虎草、大蒜可治肝腹水顽症

【配方及用法】取 9 棵鲜老虎草，5 瓣大蒜捣烂缚于左手寸脉上，腹水渐渐消退。

【荐方人】新疆　朱召法

【引自】《老年报》（1997 年 6 月 17 日）

第九节
结肠炎

用痢特灵灌肠可治结肠炎

【方法】备100毫升注射器1个，27厘米长的大头红橡胶肛管1根，将6片呋喃唑酮研成细末，稀释于50毫升温水(37℃)中。灌肠前排净大便，然后将肛管涂抹甘油，采取左侧卧位插入肛门，使其到达乙状结肠，肛门外留5厘米。用注射器将药剂抽搅均匀后，注入乙状结肠内，迅速拔出肛管，抬高臀部片刻，在床上打几个滚，使药液均匀地与肠壁接触，随后躺1个小时。每天用药1次。此法安全，无副作用。

【荐方人】黑龙江 丁富荣

三种妙法可治愈慢性结肠炎

【方法】（1）缩肛法：每日晨起及夜间入睡前，取蹲下姿势，身体略前倾，以每分钟40～50次的速度，使肛门进行有规律性收缩。每次时间3～4分钟，每日坚持，经持续治疗20天后，腹痛逐渐减轻，便秘开始好转。

（2）冷敷法：冷水一盆，用毛巾浸湿后，在腹部反复冷敷，每次15分钟，每日2～3次。坚持治疗30天后，大便开始成形。

（3）腹部按摩法：每日早、晚以肚脐为中心，按顺时针方向，用右手掌按摩腹间100～120次。这样，可以促进肠蠕动。此法方便易行，安全可靠，且疗效显著。经持续治疗50天，开始排气通畅，腹胀减轻，内痔、脱肛基本治愈。

【荐方人】邓声华

以按摩法治疗慢性结肠炎

【荐方由来】1973年，我患了慢性结肠炎，大便溏泻。20多年来用了不少中西药，时好时犯。1994年1月，在吉林化学工业公司电视台播放的《脚诊与按摩》的启示下，我开始进行自我按摩，每日2次，早起床前、晚睡觉前各按摩1次，每穴按摩100下，穴位按摩力度达到有酸、麻、胀、"得气"的感觉，半月以后大便成形，1个月后大便正常，至今没犯病。

现将按摩穴位及方法介绍如下：取关元、气海、天枢、下脘、中脘、足三里、三阴交、内庭等穴，用拇指按。

脚诊按摩（应用按摩棒按）：左右足底的穴位有食欲中枢、胃、十二指肠、小肠、回盲瓣、升结肠、降结肠、乙状结肠、脾、急性水泻及双足内侧的下部淋巴穴（如图所示）。

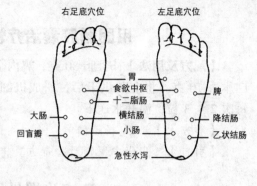

右足底穴位　　　左足底穴位

胃
食欲中枢
十二脂肠
大肠　　　横结肠　　　脾
回盲瓣　　　小肠　　　降结肠
　　　　　　　　　乙状结肠
急性水泻

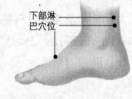

下部淋
巴穴位

【荐方人】刘德新

用清肠滑垢法治慢性结肠炎

【配方及用法】熟大黄6克，冬瓜仁15克，丹皮10克，焦山楂30克，川黄连6克，杭白芍10克，广木香8克。将上药水煎服，每日1剂，连服15剂。

【备注】服上药后会泻下黏冻样的粪便，约1周左右症状即可消失而大便正常，此时不可停药，须再服10剂，以善其后。

【荐方人】四川 李俊如

【引自】《家用验方一佰二》

银榆归薏汤治溃疡性结肠炎

【配方及用法】金银花90克，地榆炭30克，玄参30克，生甘草9克，当归60克，麦冬30克，薏苡仁45克，黄芩6克。将上药煎15～20分钟取汁约300毫升。日服2次，早、晚分服。小腹痛甚者加没药9克，防风18克。

【荐方人】山东 何本武

【引自】《当代中医师灵验奇方真传》

用固肠胶囊治疗慢性结肠炎

【配方及用法】补骨脂 30 克，鸡内金 15 克，川连 10 克，干姜 15 克，广木香 10 克。将上药烘干后，研成极细末，装入空心胶囊，日服 3 次，每次 2～3 粒，温开水送下。

【荐方人】江苏 杨陵麟

【引自】《当代中医师灵验奇方真传》

乌梅治慢性结肠炎

【配方及用法】乌梅 15 克，加水 1500 毫升，煎至 1000 毫升，加适量糖，每日 1 剂当茶饮，25 天为 1 疗程。

【引自】《黑龙江中医药》(1991 年第 4 期)、《单味中药治病大全》

筋骨草治小肠瘘

【配方及用法】鲜筋骨草 30 克，每日 1 剂，煎后分 2 次服。同时取鲜筋骨草若干，洗净晾干水分后捣成糊状，先将瘘口用酒精棉球常规消毒，然后敷上适量筋骨草糊，再用薄料覆盖，绷带包扎，每日换药 1 次。用药 14 天，瘘口闭合而愈。用上方又曾治回盲部结核术后肠瘘、化脓性阑尾炎术后肠瘘各 1 例，亦均治愈。

【备注】筋骨草味苦性寒，有较好的清热凉血、解毒消肿作用。用其治疗肠瘘，鲜草入药疗效尤佳，内服与外敷结合使用，疗程可缩短。

【引自】《新中医》（1987 年第 5 期）、《中医单药奇效真传》

第十节
肠梗阻

用蜣螂治大便不通

【配方及用法】蜣螂虫 1 只，焙干为末，冲白开水空腹服下。

【荐方人】广东 张炯标

【引自】《当代中医师灵验奇方真传》

生姜汁皂角末可治愈急性肠梗阻

【配方及用法】生姜汁沉淀 5 克，皂角末 15 克，蜂蜜 20 克。先将蜂蜜煎滴成珠，后下姜汁沉淀和皂角末捣匀制成坚硬环状如小手指大，长 3 ~ 4 厘米的导便条。将导便条插进肛门。

【备注】急性肠梗阻类似于祖国医学的"关格"和"肠结症"。肛门给药，不受上消化道的影响，使用方便，药物吸收快，是治疗急性肠梗阻的上策。

【荐方人】广东 陈培桂

【引自】《当代中医师灵验奇方真传》

附子、炒山楂治淤结型肠梗阻

【配方及用法】附子、炒山楂各 9 克，细辛 3 克，大黄 15 克，代赭石、莱菔子 (炒) 各 30 克，枳壳、川朴各 12 克，水煎，待肠胃减压后服，每日 2 ~ 3 剂。

【引自】《陕西中医》(1988 年 9 月 4 日)、《实用专病专方临床大全》

蠼油治肠梗阻

【荐方由来】张某，男，61 岁，农民。1984 年 6 月劳动时突然腹痛，阵发性加重，恶心呕吐，在当地卫生所注射阿托品、庆大霉素后，腹痛减轻，次日腹痛加重，腹胀，呕吐频繁，且排气不排便。证见腹部膨隆，叩诊鼓音，无移动性浊音，压痛、反跳痛，未触及明显包块，肠鸣音亢进，呈高调气过水声。在严密观察的同时，给獾油（炼）40 毫升，2 小时后，腹痛不减，又给药 60 毫升后，自觉肛门少量排气，并解少许黏液便，阵发性腹痛间隔时间延长，继续治疗至第 2 天，解出稀黏便约 5000 毫升，又观察 4 天，病人进食正常，X 线腹部透视，梗阻消除而痊愈。

【引自】《陕西中医》（1989 年第 4 期）、《中医单药奇效真传》

用三油治肠梗阻

【配方及用法】香油、豆油、猪油（最好是腊月时的板油）各 15 克，合在一起加热熔化，以不烫口为准，趁热喝下，半小时见效。

【荐方人】吉林 夏永廉

芦荟、牙皂等治肠梗阻

【配方及用法】芦荟 6 克，牙皂 6 克，木香 6 克，牵牛 18 克，滑石 9 克，大戟 3 克（醋炒），芫花 3 克（醋炒），槟榔片 9 克，甘遂 3 克（面裹煨干，研末，分 2 次冲服），生姜 15 克，大枣 10 枚，水煎服。

【备注】以上方剂为成人剂量，用时应按患者身体强弱、年龄大小以及疾病属于寒热虚实调整剂量。

【荐方人】河北 张润波

【引自】广西医学情报研究所《医学文选》

大黄治不完全性肠梗阻

【配方及用法】大黄 15 克研极细末，糯米 50 克炒黄研末，二者混合均匀后加入 100 克蜂蜜，调成糊状一次服用，儿童可分数次服。

【引自】《吉林中医药》（1991 年 2 月 15 日）、《单味中药治病大全》

狗卵瓜秧研末服可治愈肠梗阻

【方法】取晒干的狗卵瓜秧，碾成细末，给病人服用。

【备注】狗卵瓜秧，人吃香瓜后，在便中带有瓜子，狗食大便，狗又便瓜子，瓜子落地生出狗卵瓜秧（采此秧必在瓜熟之前采才有效）。

【引自】《蒙医妙诊》

巴豆加龙眼肉可治愈肠梗阻

【方法】用巴豆1克以龙眼肉包吞。

【引自】《湖南中医杂志》（1986年第6期）、《中医单药奇效真传》

当归、生地可治肠梗阻

【配方及用法】当归、生地、桃仁、红花、川芎、白芍、牛膝各10克，枳壳、桔梗、柴胡各6克，甘草8克。上药水煎，每日1剂，早、晚各服1次。病情严重者每4～6小时服药1次，缓解后可将本方加黄芪制成丸服用。

【引自】《中医杂志》（1985年第7期）

第十一节
阑尾疾病

地榆、当归治急性阑尾炎

【配方及用法】地榆 20 克，当归 20 克，黄芩 20 克，金银花 20 克，生薏苡仁 30 克，玄参 20 克，麦冬 12 克，水煎服。

【荐方人】广东 黄耀辉

【引自】《益寿文摘》（1996 年 8 月 29 日）

金蒲汤治急性阑尾炎

【配方及用法】金银花、蒲公英、冬瓜子各 30 ~ 60 克，六活血 15 ~ 30 克，木香 6 ~ 10 克，生大黄 10 ~ 20 克（后下）。小儿量酌减。热盛便秘者加芒硝，气滞痛甚者加川楝子、炒枳壳；湿盛苔腻者加白花蛇舌草、薏苡仁；合有脓肿者加败酱草、桔梗，或赤芍、桃仁，甚至三棱、莪术。病重者每日 2 剂，水煎，分 4 次服，每 6 小时 1 次；轻者每日 1 剂，水煎，分 2 次服。

【引自】《实用专病专方临床大全》

外敷蒜泥治急性阑尾炎

【配方及用法】取大蒜一头（独头蒜最好）剥皮、捣烂备用。在患处涂抹凡士林，敷蒜泥，放上纱布，并用塑料袋覆盖好。注意把握时间，半小时内必须将大蒜泥去掉，否则皮肤会起大水疱。

【引自】《老年报》（1997 年 7 月 22 日）

醋拌大黄芒硝粉外敷治急性阑尾炎

【配方及用法】生大黄、芒硝、高粱醋。取等量的生大黄、芒硝共为细粉，以患处的大小为标准，缝一纱布袋，将粉纳入。袋内药粉摊开后，约 3 厘米厚，倒入高粱醋，其湿度以醋不外流为度。将药袋放在患处，上面放一温水袋。

每天外敷患处的时间最短不少于 16 小时，期间要更换新鲜药粉 3 ～ 4 次。

【备注】化脓性阑尾炎，特别是较严重者，其症状持续高烧，疼甚，拒按，而西药治疗微效或无效，又不宜手术，或拒绝手术者，此药更为适宜。

【荐方人】山东 袁洪举

【引自】《当代中医师灵验奇方真传》

用阑尾炎冲剂治疗急慢性阑尾炎

【配方及用法】一号冲剂：川楝子 15 克，丹皮、木香、银花、公英各 25 克，大黄 12 克。二号冲剂：银花 25 克，公英 25 克，大黄 15 克，败酱草 15 克，生薏仁 25 克，元胡 12 克，川楝 12 克，丹皮 15 克，桃仁 15 克，生石膏 25 克。以上两方研粉末冲服或煎服，每剂服 3 次。轻者服一号冲剂，日服 2 次；重者服二号冲剂，每日 1 剂。

【引自】《当代中医师灵奇方真传》

内服外敷治阑尾脓肿

【配方及用法】内服药配方：薏苡仁 30 ～ 50 克，丹皮 15 克，赤芍 12 克，桃仁 12 克，大黄（后下）15 ～ 30 克，芒硝（冲服）10 克，银花 15 ～ 30 克，蒲公英 15 克，广木香 10 克，生甘草 6 克。外敷药配方：大黄 30 克，没药 10 克，陈皮 10 克，冰片 5 克。内服药每日 2 剂，水煎分 4 次服。外敷药共研细末，按脓肿大小加入适量凡士林调成膏状，摊于塑料薄膜上（厚约 0.5 厘米），敷于患处，外加纱布敷盖固定，每日换 1 次。

【荐方人】湖南 周沛君

【引自】《当代中医师灵验奇方真传》

用虎膏散治阑尾脓肿

【配方及用法】虎杖 100 克，石膏（煅）120 克，冰片 5 克。将上药研末，醋调成酱状，涂搽患处，范围略大于病灶，每日 3 ～ 5 次，至肿消为止。配用其他中西药，疗效更佳。

【荐方人】江西 王秋陶

用千里红根治阑尾脓肿

【配方及用法】鲜千里红根 120 克。每日 1 剂，水煎，分 2 次服。

【引自】《单味中药治病大全》

第十二节
便血症、便秘

黑豆治疗便血症

【方法】黑豆 150 克，水煮熟余汤一碗，饭前吃豆子喝汤。

【荐方人】山西　姚书香

鲜椿根皮等治便血症

【方法】鲜椿根皮 250 克（南墙根下的椿树根，去老皮），鲜梨（去核）1 个，鲜姜 100 克，一起放砂锅中，水煎服。

【荐方人】雷芳玉

香蕉皮治疗便血症

【方法】香蕉皮可治大便出血。取香蕉皮 3 个，炖熟后加红糖服用，能治痔疮疼痛，大便出血。

【荐方人】郑爱云

服鸡蛋烧蜘蛛能治好便血症

【配方及用法】蜘蛛 7 个，鸡蛋 1 个，将蜘蛛放于蛋内，外用泥封，火煅成炭，存性轧面，白水送服。

【引自】《中医验方汇选》《中医单药奇效真传》

用仙鹤草汤治便血症

【配方及用法】仙鹤草 20 克，大小蓟 20 克，地榆炭 20 克，荆芥炭 15 克，黄芪 30 克，当归 20 克，枳壳 10 克，水煎温服。

【引自】《开卷有益》（1996 年第 3 期）

无花果可治便血症

【方法】用干无花果 7 个，清水煎服，每日 1 剂。

【引自】《山东中医验方集锦》《中医单药奇效真传》

用木瓜蜂蜜治便血症

【方法】用木瓜 6 克，蜂蜜 6 克，每日早、晚各服 1 次。

【引自】《中医验方汇选》《中医单药奇效真传》

用地榆煎服可治愈便血症

【方法】用地榆一味，每日 30 克，水煎，分 3 次服用。

【引自】《中医单药奇效真传》

芦荟朱砂治便秘

【配方及用法】芦荟 15 克，朱砂 1 克。将二味共研细末，每次开水冲服 12 克，隔 1 小时再服一次。服后大便即通，且不伤正气。

【备注】朱砂有微毒，不宜大量久服。

【荐方人】陕西 杨森林

【引自】广西医学情报研究所《医学文选》

用黑芝麻、核桃仁可治便秘

【配方及用法】每天中午饭前，把一羹匙黑芝麻、3 个核桃仁、6 个大槐豆（最好是九蒸九晒的槐豆）在石蒜臼内捣成糊状，放在砂（铁）锅中，倒一碗水用文火熬 20 分钟，喝时再加蜂蜜一羹匙。

【荐方人】河南 冀树梅

【引自】《老人春秋》（1997 年第 8 期）

黑芝麻、粳米治便秘

【方法】黑芝麻 25 克，粳米 50 克。黑芝麻炒后研细末备用，粳米淘洗干净，与黑芝麻末放入锅内，加清水旺火烧沸，再改用小火煮至粥成。

【备注】（1）本方其实出自《本草纲目》，原方名"芝麻粥"。用于"五脏虚损，益气力，坚筋骨"，以及"大肠风闭，干咳无痰"，为滋补肝肾常用方，对眩晕、干咳、便秘、须发早白、产后乳少、虚弱羸瘦均有一定效果。

（2）本方滋补之力较强，故痰湿内盛及大便溏泻者不宜食用。

【荐方人】湖南 唐三立

草决明、白菊花治疗老年便秘

【方法】用草决明与白菊花一同泡服。此方能清肝明目、清热降火、降血脂。

【备注】（1）每次用草决明 10 克，白菊花 5 克，开水泡服，当常用茶连服一个月可见效。

（2）草决明性平，味咸，能清肝明目，消积食。有泻热通便之效，故对治便秘产生良效。

（3）草决明与白菊花不可煎服，只能泡服，否则会破坏其通便成分，减弱药效。

【荐方人】杭州 周礼先

番茄汁治便秘

【方法】番茄汁 5 克，开水泡两次当茶喝，约 4 小时可排出大便。

【荐方人】何灵

西红柿治便秘

【方法】西红柿洗干净，切小块，用冰糖适量，将两样拌匀，食用，效果佳。

【荐方人】四川 胡立成

牛奶、蜂蜜治便秘

【方法】牛奶 250 毫升，蜂蜜 100 毫升，葱汁少许，每天早上煮热吃。本方滑肠通便，适用于习惯性便秘。

【荐方人】王淑霞

马铃薯治便秘

【方法】马铃薯不拘量，洗净，压碎，挤汁，纱布过滤，每天早晨空腹及中午饭前各服半杯。

【荐方人】刘荣生

吃猕猴桃能治愈便秘

【荐方由来】我在 10 多年前就患有习惯性便秘，近几年听说吃猕猴桃治便秘，就试着吃起来，每天吃 5 ～ 10 个，可治便秘。

【荐方人】辽宁 金惠和

嚼花生仁治便秘

【荐方由来】我今年 86 岁，每次大便苦不堪言。偶见食疗书载："生花生仁 30 克，生吃嚼碎，早、晚空腹各食用 1 次。大多在服用两三天后，大便开始软易解。以后坚持长期服用，并可根据大便的质地适当增减用量，以不稀为度。忌辛辣。"于是，照法试用，果然有效。

【荐方人】辽宁 辛益山

用苁蓉当茶饮能治愈便秘

【荐方由来】我时有两三日大便不通，服泻药反而又拉稀不止，后经中医师指点，用中药苁蓉（草苁蓉或肉苁蓉均可），每次 10 克左右，放入茶杯内，将滚开的水倒入泡 1 ～ 2 小时，茶水呈红褐色即饮。每 100 克苁蓉可饮 1 个月。此方我已用数月，疗效显著，且无副作用。

【荐方人】马步升

【引自】《中国老年报》（1996 年 3 月 27 日）

服肉苁蓉治习惯性便秘

【配方及用法】每日取 30 克肉苁蓉水煎，分 2 次服。一般 4 ～ 6 天见效，10 ～ 15 天可获痊愈。

【备注】中医认为，习惯性便秘是因血虚肠枯所致，肉苁蓉具有润肠养血作用，因此治疗便秘奏效。

【荐方人】四川 李立

用醋蛋液除便秘

【配方及用法】将 250 毫升左右的食用醋 (米醋用低度的，9 度米醋应用水稀释) 倒入铝锅内，取新鲜鸡蛋 1～2 个打入醋里，加水煮熟，吃蛋饮汤，1 次服完。

【荐方人】四川 黄国庸

吃芝麻酱治便秘

【荐方由来】便秘困扰了我多年，虽多方治疗，但效果都不理想。半年前听人说，芝麻酱可以治便秘，而且还可软化血管。于是，我就在每次吃饭时吃一汤匙芝麻酱 (不需加水和盐懈开)，结果很见效。我已坚持半年多，再没出现便秘现象。如果因某种原因，偶尔出现轻微便秘现象，可配合一下水疗，即在便前于专用的盆里放适量温水，坐一会儿，大便即可顺利排出。

【荐方人】辽宁 解玉钧

【引自】《老人春秋》(1997 年第 9 期)

用麻油治便秘

【配方及用法】麻油 1～2 汤匙，口服，连服 1～2 次。

【荐方人】江西 万桂华

用蜂蜜香油可治便秘

【荐方由来】我已年近七旬，患便秘多年，十分痛苦。为解除病痛，我综合蜂蜜、香油的滑肠通便之功效，每当便秘时就往牛奶里放一匙蜂蜜喝下，便秘严重时就喝口香油，连喝两三天，大便就不干燥了，也畅通了。平常防治便秘，可在晨起时空腹饮一杯加蜂蜜的温水。

【荐方人】黑龙江 王忠文

用蜂蜜豆浆治便结

【荐方由来】我患过肺结核，已痊愈。但又患便结，饮食不振，营养不足，自然影响病体康复。于是我每日采用蜂蜜泡茶，以收润肺化痰通肠之功；外加豆浆一碗，以收降火清补之效。长期坚持，不但可以巩固肺病治愈的效果，而且还能通畅大便，降低心火，增加食欲，提高身体健康水平。

【荐方人】柯仲俊

【引自】《安徽老年报》（1996 年 11 月 20 日）

用韭菜子加蜂蜜治便结症

【配方及用法】韭菜子 1000 克，除去杂质，用铁锅在文火上焙干存性，再将其碾成粉末，然后加蜂蜜 1000 克调匀为丸备用（丸颗粒大小不限）。每日 3 次，每次 50 克，饭后服用。

【荐方人】湖北 朱时辉

用蜂蜜香蕉治便秘

【配方及用法】蜂蜜用温开水（千万不可用滚开水）冲稀后服，蜂蜜量使温开水够甜就可以了。每天上午和下午各喝一杯，每杯大约 200 毫升；同时吃一根或两根香蕉。连用两天，大便就畅通。若便秘十分厉害，可以多用几天。

【荐方人】广东 胡应斌

用通便汤治便秘

【配方及用法】藿香、法半夏、厚朴、炒枳壳各 10 克，白蔻仁 6 克，桔梗、杏仁泥各 10 克，瓜蒌仁 15 克，当归、郁李仁、桃仁泥各 10 克。水煎服，每日或 2 日 1 剂，分 3 次服。甚者加服半硫丸（每日 2 次，每服 10 克）以温运中阳。

【引自】《秘方求真》

麻仁、李仁等治便秘

【配方及用法】麻仁、李仁、黄柏、生地、栀子、天冬各 20 克，元参、知母、牛膝、防风、银花各 15 克，甘草 3 克，水煎服。

【荐方人】苏匡才

【引自】《老人报》（1995 年 12 月 12 日）

第十三节
肝硬化

服醋蛋液可治肝硬化腹水

【荐方由来】我在1986年夏季得了肝病，去县医院检查为肝硬化"++"；到冬季又去医院一门诊做B超检查，诊断相同。西药点滴治疗，虽控制住了病情发展，但仍有腹水，下肢浮肿已半年之久。后开始服醋蛋液，服至3个醋蛋液以后，腹水消了，下肢浮肿减退。我一直坚持服用了15个醋蛋液，中间因未买到蜂蜜，停服了20天，以后又连续服用至年末。现在腹水消失，两腿也不浮肿了，饭量增多，体重也增加了，肝区也不疼了，至今未再犯。自服醋蛋液后，感觉头脑比以前清醒，精神也愉悦了。

【配方及用法】将250毫升左右的食用醋（米醋用低度的，9度米醋应用水稀释）倒入锅内，取新鲜鸡蛋1～2个打入醋里，加水煮熟，吃蛋饮汤，1次服完。

【荐方人】黑龙江 白义

巴蜡丸可治肝硬化腹水

【配方及用法】巴豆500克，黄蜡500克（必须是蜂蜡），血竭90克。①巴豆去皮取仁。②将黄蜡放入勺内，烧化，再放入豆仁，炸成紫黑色，把蜡控出，晾干巴豆仁。③先把血竭研碎，再另用一个勺，勺内放蜡，将蜡烧化后，放入血竭，使血竭溶化在蜡里面。血竭用量视蜡和血竭混合液的颜色而定。混合液呈红褐色或枣红色时，倒入小盆内晾凉。④混合液晾凉后，将巴豆仁用7号针头扎住，往混合液里蘸一下，即成巴蜡丸。每次5～10粒，每日2次，早、晚各1次，可用白糖温开水送服。

【备注】服时均匀嚼烂；禁酒、高脂肪及对胃刺激的食物；服用此药停用其他中药；孕妇禁服。此外，由于本方中的巴豆仁有大毒，经蜂蜡炸制后也仍有毒性，在使用本方时，最好向有经验的中医师请教，以免发生中毒。必要时每日只限服5～10粒。服此方大泻，易使患者虚脱，造成危象，用时应切实注意。

【荐方人】河南 李振铎

归芍六君子汤可治早期肝硬化

【配方及用法】当归12克，白术12克，白芍12克，党参12克，茯苓12克，陈皮9克，半夏9克，炙甘草4.5克。兼食积湿滞纳差、嗳气、脘腹胀满加莱菔子、旋覆花、枳实、厚朴、神曲；呕恶加竹茹、藿香、白豆蔻；便溏、乏力加扁豆、薏仁、葛根；兼气血淤滞肝脾肿大加瓦楞子、牡蛎、丹参；胁痛加全蝎、郁金、川楝子；肝掌、蜘蛛痣加丹参、泽兰、红花；兼湿热内蕴胸闷、困倦、目黄、舌质红、苔黄加虎杖、茵陈、黄芩、连翘；小便短少、水肿腹满加赤小豆、栀子、泽漆、葫芦等。

【引自】《辽宁中医杂志》（1992年第11期）、《实用专病专方临床大全》

消肝饮可治肝硬化腹水

【配方及用法】柴胡12克，白术12克，苍术9克，鸡内金15克，香附12克，郁金12克，制龟板15克，制鳖甲15克，枳壳15克，大腹皮15克，云茯苓15克，桂枝6克。将上药加水煎煮两次，药液合在一起约500毫升，分3次服完。饭后服用，服2剂后小便量增加，见效后，可将上方制成散剂，每次服10克，直至痊愈。淤血重加桃仁9克，红花6克，川芎6克；气滞胸满气喘加麻黄6克，杏仁9克，厚朴9克；腹水盛、小便少加泽泻9克，车前子9克（包）；气虚乏力纳呆加黄芪15克，党参12克；腹中症瘕加水蛭6克，地龙9克。

【备注】服用本方期间，应忌食辛辣滋腻厚味及生冷之物。

【荐方人】甘肃 沈济人

【引自】《当代中医师灵验奇方真传》

白术除胀汤治肝硬化性腹胀

【配方及用法】白术60克，山萸肉20克，鸡内金10克。将上药煎30~40分钟，取汁约200毫升。每日服1~2次。

【荐方人】河北 樊雄飞

【引自】《当代中医师灵验奇方真传》

丹参泻水蜜治疗肝硬化腹水

【配方及用法】蟾蜍大者2只，砂仁20克，丹参60克，黑、白丑10克，香油250克，蜂蜜250克。将蟾蜍剖腹去肠杂，把捣细的砂仁，丹参，黑、白丑纳入缝合，放入香油、蜂蜜中用铝锅文火煎熬，煎至油成膏状，去掉蟾蜍。每次取膏10~20克，用适量开水调服，每日2~3次，3周为1疗程。

【荐方人】福建　郑培銮

【引自】《当代中医师灵验奇方真传》

川怀、牛膝等可治肝硬化腹水

【配方及用法】川怀、牛膝、苍白术各30克，汉防己10克，生黄芪60克。将上药共煎20分钟左右，分2次取汁400毫升，每日服2~3次。服药困难者可少量频服，服药期间忌盐忌碱。

【荐方人】河北　华玉淑

【引自】《当代中医师灵验奇方真传》

王不留行可治肝硬化腹水

【配方及用法】①王不留行30克，白通草100克，白茅根60克，丝瓜络20克，茵陈40克，车前子30克。②太子参30克，生黄芪3克，生白术3克，丹参30克，郁金10克，厚朴10克，枳壳10克，熟大黄5克，草河车15克，山栀10克，胡黄连10克，连翘10克。先将①方加水煎30分钟取汁，用①方药汁再煎②方，50分钟后取汁频服，每日1剂，连服2周。

【功效】方中王不留行、丝瓜络、白通草通络利水；车前子、白茅根利水消肿；茵陈、郁金、山栀利胆退黄；太子参、生黄芪、生白术益气利水；厚朴、枳壳、熟大黄除胀气通大便；胡黄连、连翘、草河车恢复肝功能；丹参活血补血，消肝脾肿大。

【引自】《家用验方一佰二》

新加茵陈汤可治肝炎、肝硬化

【配方及用法】茵陈30克，大黄(后下)9克，栀子9克，丹参18克，太子参24克，郁金12克，田基黄24克，紫珠草18克，内金10克，白芍12克，鳖甲(先煎)15克，白术15克。将上药水煎15~20分钟取汁，约200毫升。早、晚各服1次，忌油腻及辛辣饮食。

【功效】本方具有清解湿毒、疏肝化淤、益气健脾等功效。

【荐方人】福建 唐金模

【引自】《当代中医师灵验奇方真传》

养肝健脾运水汤可治肝硬化腹水

【配方及用法】黄芪 30 克，麦芽 30 克，山楂 30 克，炒丹参 30 克，车前子 30 克，炒泽泻 15 克，炒白术 12 克，炒木香 10 克，炒枳壳 12 克，制香附 10 克，茯苓 20 克。气虚加党参、山药各 12 克；血淤明显者加莪术 10 克，炙甲片 10 克，红药 6 克；肝肾阴虚去白术、香附，加沙参 15 克，麦冬 10 克，生地 10 克，杞子 10 克；脾肾阳虚加干姜 5 克，桂枝 6 克。每日 1 剂，10 天为 1 疗程。一般服用 1 个月左右即显效。

【荐方人】江苏 袁培春

白芷、田基黄等可治肝硬化腹水

【配方及用法】白芷 20 克，田基黄 20 克，香附 9 克，茵陈子 30 克，赤小豆 30 克，约 1500 克重的鲜鲤鱼 1 条。将鱼去鳞及内脏，在鱼腹内放入诸药，加水清蒸，吃肉喝汤，空腹 2 次或 3 次服完。

【备注】各味方药缺一不可。勿用相近药代替，否则无效。

【荐方人】山东 王军峰

白芥子、麝香等可治腹水

【配方及用法】白芥子 30 粒，白胡椒 15 粒，麝香 0.9 克。先将白芥子 10 粒和白胡椒 5 粒研细，与麝香 0.3 克混匀，用蒸馏水调成膏状，放入患者洗净的肚脐中，用纱布覆盖，胶布贴两层固定之。10 天后重新洗换药（方法同上），3 次为 1 疗程，间歇 1 周再行 1 疗程。一般 2 个疗程即可。

【备注】孕妇忌用。

【功效】本方对各种原因引起的腹水均有效，尤其对肝性腹水和肾性腹水疗效较显著，对结核性和癌性腹水有利水作用。

【引自】《山东中医杂志》《全国名老中医验方选集》

第十四节
胆囊炎

服猪胆江米可治胆囊炎

【荐方由来】我患胆囊炎3年，经常服用消炎利胆片和胆石通，服药期间有效，可就是去不了根。后来偶得一验方，我仅服用3剂，现已痊愈。

【配方及用法】猪苦胆1个，江米150克。将江米炒黄后与猪苦胆汁混合在一起，备用。每日早、晚各服10克，用面汤或温开水冲服。

【备注】服药期间忌食辣椒。

【荐方人】河南　贾清江

用猪胆绿豆可治胆囊炎

【配方及用法】取新鲜猪苦胆(最好大而胆汁多的)1个，不要浸水，在猪胆上口剪一小洞，倒去部分胆汁，加入干净绿豆若干，以使猪胆能够扎紧为度。然后用细绳将猪胆吊挂在阴凉通风处，风干6~7天后倒出绿豆，晾干豆身。每次取20粒绿豆捣烂冲服，每日3次。一般10天即可见效，如不愈可连服2~3个猪胆绿豆。

【荐方人】江苏　黄锡昌

【引自】广西科技情报研究所《老病号治病绝招》

用四味汤治慢性胆囊炎

【荐方由来】我妻患慢性胆囊炎，时轻时重，缠绵日久。1992年偶得一秘方，服3剂即疼痛消失，服6剂后症状全无，至今未再患。

【配方及用法】玉米须60克，茵陈30克，山栀子15克，广郁金15克，水煎服。

【荐方人】陕西　刘泽民

【引自】广西科技情报研究所《老病号治病绝招》

用蒲公英治慢性胆囊炎

【荐方由来】4 年前，我觉得腹胀，胃右下方疼痛，到医院做 B 超，确定患有慢性胆囊炎，吃了许多药也不见效。前不久，我采用蒲公英泡茶的方法试治，想不到竟收良效：胆囊部位不疼了，腹胀消失了，到医院做 B 超检查，慢性胆囊炎居然好了。

【配方及用法】蒲公英 1000 克，每次用药 50 克（鲜蒲公英全草 100 ~ 150 克），凉水浸泡，火煎 5 ~ 7 分钟，饭后当茶饮。每日 3 次，2 天换 1 次药，连喝 1 个月。

【荐方人】吕岗清

用清胆合剂可治急慢性胆囊炎

【配方及用法】柴胡 12 克，枳壳 10 克，白芍 10 克，甘草 6 克，香橼 12 克，佛手 12 克，玫瑰花 10 克，郁金 10 克，元胡 12 克，栀子 12 克，川楝子 12 克，金钱草 30 克，茵陈 20 克。先水煎服，每日 1 剂，分早、中、晚 3 次服。服药 2 ~ 3 日病状好转时，可将上药煎剂改为散剂服（诸药研末混合），每日 2 次，每次 5 克，直至治愈为止。

【荐方人】内蒙古 王铎

【引自】《当代中医师灵验奇方真传》

单味大黄可治急性胆囊炎

【配方及用法】大黄 30 ~ 60 克，水煎，1 ~ 2 小时服一次，直到腰痛缓解。

【荐方人】广西 谭训智

【引自】《中西医结合杂志》（1982 年第 2 期）

胆豆丸可治胆囊炎

【配方及用法】猪胆连同胆汁 10 个，绿豆 250 克，甘草 50 克。将绿豆分别装入猪胆中，用线缝紧，洗净猪胆外污物，放入锅内蒸约 2 小时，取出捣烂，再用甘草煎汁混合为丸，烤干备用。每日早、中、晚各服 10 克，10 天为 1 疗程。

【引自】《四川中医》（1990 年第 11 期）、《单方偏方精选》

广郁金煎汁可治胆囊炎

【荐方由来】崔某，男，1953 年 5 月发病，起初右侧肋骨弓处轻度疼痛，以后疼痛日增，发病 10 天左右即出现消化不良，大便灰白色，渐呈腹泻，但不呕吐，身体逐渐消瘦。经各种检查，诊为胆囊炎。服用多种中西药物效果不显。后改用广郁金，每日 60 克，煎汁，分 3 次服。前后用药 13 天，完全治愈。

【引自】《实用经效单方》《中医单药奇效真传》

威灵仙煎服治胆囊炎

【方法】每日取威灵仙 30 克，水煎分 2 次服，10 日为 1 疗程。

【备注】气血亏虚及孕妇慎服。

【引自】《新中医》(1974 年第 5 期)、《中医单药奇效真传》

黄连、龙胆草等可治慢性胆囊炎

【配方及用法】黄连、龙胆草、姜黄各 15 克，元胡、郁金、吴茱萸、当归、白芍各 10 克，甘草 5 克。将上药煎 20 分钟，取汁 150 毫升，再煎一次，取汁 150 毫升，分早、晚 2 次服下。忌油腻及辣物。肝郁甚者加柴胡、枳壳、莱菔子；兼有虚寒证者，吴茱萸加至 15 克，酌加焦术、山药、陈皮等。

【荐方人】黑龙江 荣跃贵

【引自】《当代中医师灵验奇方真传》

芥子泥冷敷治胆囊痛

【配方及用法】芥子 5 克泡于 30℃温水中，搅拌成泥状，涂在一块 20 厘米长，15 厘米宽的布上，贴在患部，上面再盖上条干毛巾。冷敷时应贴在胆区和肩胛骨斜内方，切不要两处同时贴，按照顺序交替贴敷，贴敷时间为 5～10 分钟。芥子泥刺激性强，贴 10 分钟疼痛即可消失。若还继续疼痛，就不必再贴敷，以防形成皮肤炎。

【荐方人】胡海英

第十五节
胆结石

服胆通和醋蛋液可治胆结石

【荐方由来】我于 1974 年和 1984 年因胆囊结石做了两次大手术。1985 年 7 月又患了胆管结石，于同年 8 月去北京住院治疗 3 个月，不愈而归。仍常发病，疼痛难忍，不能进食，冬季尤其严重。1987 年 5 月，我开始服用治疗肝病的胆通，接着从 8 月又服醋蛋液。1987 年 11 月我到医院做了一次 B 超检查，使我非常惊喜，胆管结石消失了。

【荐方人】吉林 宋绪茂

金钱草、郁金可治胆结石

【配方及用法】金钱草 50 克，郁金 50 克，滑石 50 克（另包），制乳香 30 克，制没药 30 克，甘草 30 克，鸡内金 60 克，山甲 60 克，大黄 30 克，猪苦胆 50 克（焙干），火硝 30 克（另包），白矾 30 克。上药混合碾成面（有罗筛），再购买空心胶囊装好，每天 3 次，每次 4 粒。

【荐方人】河南 陈俊杰

【引自】《老人春秋》（1997 年第 4 期）

用香油核桃仁治胆结石

【配方及用法】先将 120 毫升香油放在锅里煮沸，再放入核桃仁 20 克，炸酥后捞出，加冰糖 100 克共同研细，加油调为糊状，置于容器内。每 4 小时服一汤匙，一般数天后即可排出结石。对慢性胆结石患者，可每天食生核桃仁 10 个，连食 1 个月后，如症状已消失，可减为每天 7 个；2 个月如未发病，再减为每天 4 个，连食 3 个月。

【荐方人】红伟

【引自】《陕西老年报》（1996 年 7 月 1 日）

吃核桃彻底治好胆石症

【荐方由来】我从 1986 年起经常感到腹部隐痛、胸闷，并伴有恶心、呕吐、寒战、发热等症状，经医院诊断为胆石症、胆囊息肉。经过 1 年治疗后，虽然病情暂时得到控制，但无法治愈，而且要严格忌食，弄得我精神萎靡不振。一次偶然的机会，我从一篇文章中了解到核桃有排石功效，就试着吃核桃，平均每天吃 4 颗大核桃或 10 颗小核桃（又称山核桃），天天坚持，从不间断。

吃了 3 个月后，腹痛减轻了，半年后则感觉不到隐痛了，腹胀、呕吐的症状也不再出现。后来我到医院作 B 超复查，胆囊息肉和胆结石消失了。

服食核桃无副作用，但年纪大、体质差、消化吸收功能弱的患者，一次不可多吃。4 颗核桃应分中、晚 2 次吃或 1 次 1 颗，过一段时间，适应后再增加到 2 颗。其次阴虚烦躁、身体易出血者，不宜多服、久服，可采用少量服、断续服的方法，直至胆结石消失。为巩固疗效，胆结石消除后仍应坚持服食核桃 6 个月以上。

【荐方人】浙江 吴生

用排石汤治胆石症

【配方及用法】金钱草 30 克，生大黄 5 克，木香 15 克，郁金 20 克。胁痛重者加白芍 25 克；腹胀者加枳壳 15 克，砂仁 10 克；伴有胆囊炎发烧者加黄柏 15 克，黄芩 15 克；食欲不振者加鸡内金 15 克，焦楂 15 克。每日 1 剂，水煎服。在服药期间，每天加食动物蛋白（猪蹄、牛蹄、羊蹄、肉皮或鸡蛋）50 克，以增加胆汁分泌和胆囊蠕动。最好两餐中间做做跳绳活动，以促进结石排出。

【引自】《老年报》（1996 年 4 月 2 日）

酒炒龙胆草等可治胆道结石

【配方及用法】酒炒龙胆草 10 克，金钱草 60 克，海藻 15 克，昆布 15 克，降香 15 克，夏枯草 30 克，蒲公英 30 克，紫花地丁 30 克，旋覆花 10 克（布包），天葵子 10 克，煨三棱 10 克，红柴胡 10 克，硝石（即火硝，又名硝酸钾）15 克。将上药除硝石一味分 5 次另行冲服外，加水浓煎。水 2200 毫升，浓煎成 900 毫升，分 2 日 5 次服，15 剂为 1 疗程。痛止则停药，平时可 4 日服药 1 剂（服药 1 剂，休息 2 日），5 剂可服 20 天。

【引自】《安徽老年报》（1995 年 11 月 29 日）

吃南瓜可治愈胆结石

【荐方由来】山东马女士，自1973年患胆囊炎，1995年冬突然感到胆区内疼痛难忍，做B超和CT检查，发现胆囊有些萎缩，内有一块1.5厘米×1.6厘米的结石，医生建议手术取石。正在此时，她听说滨州有几个胆结石患者吃南瓜治好了病，遂抱着试试看的态度，从1996年8月18日开始吃南瓜。吃法是：蒸南瓜吃，炒南瓜吃，喝南瓜粥，一日三餐必有南瓜。同时，每天继续服用"胆乐胶囊"3次。连续吃40天，症状消失。连续3个月做了3次B超，检查报告一再证明胆囊正常，不见结石。

【引自】《辽宁老年报》（1997年11月26日）

用黄芩、金钱草等可治胆结石

【配方及用法】柴胡10克，黄芩10克，金钱草60克，茵陈30克，郁金10克，厚朴10克，枳壳10克，大黄6克，金银花15克，功劳叶15克，水煎服，每日1剂，连服60剂。

【功效】方中柴胡、金钱草、茵陈、郁金化石排石利胆；厚朴、枳壳、大黄理气通便，促进排石；功劳叶、黄芩、金银花化石消炎，对胆囊及胆道感染有控制及消除作用。

【引自】《家用验方一佰二》

用元明粉治胆结石

【配方及用法】元明粉10克，大黄10克，龙胆草6～10克，开水浸泡5分钟，服上清液。重者每日2次。

【引自】《江苏中医杂志》《实用专病专方临床大全》

第十六节
其他消化系统疾病

白芍、甘草等可治愈胰腺炎

【配方及用法】白芍 30 克，甘草 10 克，半夏 12 克，茯苓 15 克，生姜 3 克，大枣 3 枚。将上药水煎服，早、晚各服 1 次。

【荐方人】山东　张英兰

番泻叶可治急性胰腺炎

【配方及用法】番泻叶 10 ～ 15 克。将上药用白开水 200 毫升冲服，每日 2 ～ 3 次。病重者除口服外，再以上药保留灌肠，每日 1 ～ 2 次。

【备注】妇女哺乳期、月经期及孕妇忌用。番泻叶属猛药，尽量少用。

【引自】《福建中医药》（1983 年第 3 期）、《单味中药治病大全》

清热解郁汤可治急性胰腺炎

【配方及用法】川楝子、胡黄连、生大黄（后下）、白芍、栀子各 10 克，柴胡 15 克，玄明粉、木香各 6 克。每天 1 剂，水煎服。

【引自】《陕西中医》（1992 年第 8 期）、《单方偏方精选》

用金银花、柴胡等治疗急性胰腺炎

【配方及用法】金银花、柴胡各 25 克，连翘、公英各 20 克，郁金、木香、川楝子、大黄、元胡各 15 克，牡蛎、莱菔子各 40 克。将上述诸药一煎加水 400 毫升，取汁 100 毫升；二煎加水 300 毫升，取汁 100 毫升，两煎混合，每日 1 剂，早、晚分服。恶心呕吐者加制半夏 15 克，生姜 3 片。

【荐方人】吉林　韩曼娜

【引自】《当代中医师灵验奇方真传》

大黄可治水肿型急性胰腺炎

【配方及用法】大黄 30 ~ 60 克。水煎，用适量水煎沸后，可 1 ~ 2 小时口服 1 次。直到腹痛减轻，尿淀粉酶、白细胞总数恢复正常后减量。呕吐或腹痛严重者用大黄水煎剂灌肠。

【引自】《中西医结合杂志》（1982 年第 2 期）、《单味中药治病大全》

化脾散可治疗肝脾肿大

【配方及用法】鳖甲、穿山甲各等份。将上药研细末，每次冲服 4 克，饭后服。因此 2 味药有轻度腥臭味，对消化道有刺激，所以用蜂蜜调服或装胶囊后吞服为佳，2 个月为 1 疗程。

【荐方人】陕西 殷义才

【引自】《当代中医师灵验奇方真传》

羌活、牛蒡子等治肝脾肿大

【配方及用法】羌活 250 克，牛蒡子 250 克，僵蚕 250 克，蜈蚣 20 条，威灵仙 250 克，硇砂 5 克，长春花 100 克，山慈姑 350 克，黄药子 100 克，九节茶 100 克，蛇莓 100 克，天葵 100 克，白花蛇舌草 250 克，猕猴桃 100 克，补骨脂 250 克，女贞子 250 克。上药研 120 目细粉，每日 3 次口服，每次 1 ~ 3 克。

【荐方人】吉林 侯果圣

【引自】《当代中医师灵验奇方真传》

用肝降酶汤可治肝脾肿大

【配方及用法】柴胡、当归、泽泻、白芍各 9 克，黄精 32 克，丹参 15 ~ 32 克，郁金 10 克，焦山楂 15 克，五味子 10 ~ 15 克，田基黄 32 ~ 45 克，每天 1 剂，水煎服。

【引自】《陕西中医》（1985 年第 2 期）、《单方偏方精选》

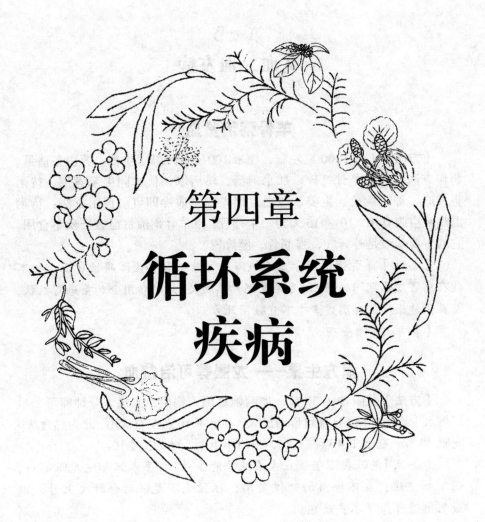

第四章

循环系统
疾病

第一节
贫血、血友病

羊骨粥治贫血

【方法】羊骨1000克左右，粳米100克，细盐、生姜、葱白各适量。制作方法：先将羊骨打碎，加水煎汤，然后取汤代水同生米煮粥，待粥将成时，加入细盐、生姜、葱白，稍煮二三成沸即可。食用方法：待粥温热时空腹食用。10～15天为一个疗程。以羊骨粥治贫血宜于秋冬食用。它的主要功效是补肾气，强筋骨，健脾胃。

【备注】羊骨粥适用于血小板减少性紫癜和再生障碍性贫血。但不能在感冒发热期间服用，因为羊骨粥甘热助火，此时食用会加重感冒症状，无益于健康。热盛阴虚者亦不宜服用此方。

【荐方人】淮安 石明亮

南方生果——龙眼等可治贫血

【方法】龙眼种子30粒，加两碗水倒入锅内，煮滚5分钟即可，最好掺入少许白砂糖，这样可以清肝火，在上午10点左右饮用，此为熟食法；龙眼30粒，在下午4点左右吃，果渣不下咽，此为生吃法。

【备注】龙眼在下午4点左右吃才能生效，许多人只知吃龙眼有益，但不知吃法：在不恰当的时候食用，往往吃下龙眼后会肝火上升，以致引起流鼻血等不良反应。

【荐方人】云南 杨秀武

土大黄、丹参等可治缺铁性贫血

【配方及用法】土大黄30克，丹参15克，鸡内金10克。每日1剂水煎服，连服15剂为1疗程。

【功效】本方对血小板减少、再生障碍性贫血恢复期均有较好的疗效。

【备注】服药期间忌食辛辣。

【荐方人】陈友宝

【引自】广西医学情报研究所《医学文选》

阿胶鸡蛋可治缺铁性贫血

【配方及用法】阿胶 10 克捣成细末，将 1 个鸡蛋打碎后，同阿胶末置小碗内，加黄酒、红糖适量，搅拌。加水少许，隔水蒸成蛋糊，每日服 1 次 (经期或大便溏薄时停服)。

【荐方人】浙江　金安萍

冬虫夏草等治疗再生障碍性贫血

【配方及用法】冬虫夏草 30 克，丹参 30 克，熟地 30 克，鸡血藤 30 克，黄精 30 克，菟丝子 30 克，枸杞子 30 克，巴戟天 30 克，首乌 30 克，当归 30 克，紫河车 60 克，海马 30 克，獭肝 30 克，鹿茸 6 克，鹿角胶 30 克，阿胶 30 克，香砂仁 15 克。将以上 17 味药共研面炼丸，每次服 1 丸，每日 2 次，每丸 6 克。

【备注】忌食冷、硬、腥等刺激性的食物。

【荐方人】辽宁　吴长茂

黑矾、青朱砂等治再生障碍性贫血

【配方及用法】黑矾、青朱砂、百草霜、飞罗面、东阿胶、山萸肉、红枣肉、胡桃肉各 100 克，肉桂 15 克，玫瑰花 10 克。将以上诸药共捣为面，每日服 2 次，每次 5 克，温开水送服。

【备注】服药期间忌刺激性食物与猪肉。禁止房事。

【荐方人】石俊岳

【引自】《当代中医师灵验奇方真传》

光党参、黑枣等治再生不良性贫血

【配方及用法】光党参 3 克，黑枣 31 克 (用红枣亦可)，仙鹤草 93 克，白芍 6 克，九层塔 62 克，乌骨鸡 1 只，加适量水合炖为 6 碗，早、晚服 1 碗，1 剂 3 日服毕，但饮其汤，不食鸡肉。约半个月，检查一次，随后每周检查，即知病情有好转。服药之初，3 日 1 剂，此时可依次递减为 1 周 1 剂，最后半月 1 剂，至痊愈为止。

【引自】广西医学情报研究所《医学文选》（1988 年第 4 期）

以甲鱼血为主药治再生障碍性贫血

【配方及用法】大于 0.5 千克活甲鱼 1 只。将其尾部穿孔倒悬，用水冲洗干净，砍去其头，让血滴入盛有少许米酒的碗中，待血滴尽，稍经搅拌，即令患者服下。每日或隔 2～3 日服 1 次，连服 3～5 只。同时辨证论治予服中药。

【引自】《湖南医药杂志》（1983 年第 5 期）、《单味中药治病大全》

食鼬鼠可治再生障碍性贫血

【配方及用法】活鼬鼠 1 只，笼盛之，勿予食，待 3 日其粪排尽后杀之。剖其皮不用，将整具去皮后的鼬鼠清洗，置新瓦上，以桑木或麦秆作燃料烧火焙至焦黄，研末。每次服 3 克，每日 3 次，温开水冲服。不发热者，亦可用黄酒冲服，则疗效更佳。

【荐方人】河南 郭德玉

【引自】《当代中医师灵验奇方真传》

第二节
高血压

洋葱皮对高血压症有效

【方法】用约 3 个洋葱外皮的茶色部分，煎煮成汤汁饮用。每天持续喝上几次。

【备注】洋葱皮有降血压作用，而且作用缓和。

【荐方人】江宁 赵桂兰

降血压的芹菜粥

【方法】用芹菜连根 120 克，粳米 250 克，食盐、味精各少许。先将芹菜一同放入锅内加水适量，用武火煮沸，再改用文火熬至米烂成粥。加入适量调味品食用。芹菜粥现煮现吃，不可久放。每天早晚餐各食用一次，连服 7 ~ 8 天为一疗程。

【备注】芹菜又名香芹、水芹、旱芹。味辛、甘，性凉。归肝、胃、膀胱经。经现代药理研究表明，芹菜具有降血压、降血脂的作用。由于它们的根、茎、叶和籽都可以当药用，故有"厨房里的药物""药芹"之称。

【荐方人】镇江 宋师尊

荷叶茶治高血压初起

【方法】鲜荷叶洗净切碎，水煎放凉后即可代茶饮用。

【荐方人】李东

山楂茶治疗高血压

【方法】每日用山楂 15 ~ 30 克，水煮待凉后饮用。另外，用芹菜根 100 克熬水煎服，对高血压、失眠者有益。新鲜熟透的香蕉皮煎汤喝，治高血压并能防治脑溢血。

【功效】山楂有消食健胃、生津止渴等功效，可用于治疗高血压、冠心病等疾病。

【荐方人】陈仲祥

桃仁、杏仁等可治高血压

【配方及用法】桃仁、杏仁各 12 克，栀子 3 克，胡椒 7 粒，糯米 14 粒。将上药共捣烂，加 1 个鸡蛋清调成糊状，分 3 次用。于每晚临睡时敷贴于足心涌泉穴，白昼除去。每天 1 次，每次敷 1 足，两足交替敷贴，6 次为 1 疗程。3 天测量 1 次血压，敷药处皮肤出现青紫色。

【荐方人】江西 刘玉琴

拌菠菜海蜇可降血压

【配方及用法】菠菜根 100 克，海蜇皮 50 克，香油、盐、味精适量。先将海蜇洗净成丝，再用开水烫过，然后将用开水焯过的菠菜根与海蜇加调料同拌，即可食用。

【功效】平肝，清热，降压。可解除高血压之面赤、头痛。

生芹菜拌大蒜可治高血压

【配方及用法】将净芹菜 31 ~ 62 克切成细丝，再将两瓣新鲜大蒜切碎，加入少量食盐及醋，以微咸微酸为度，再放入芝麻油 2 毫升、味精少许，拌匀后即可食用。

【荐方人】湖南 邓冰浦

【引自】《健康指导》（1997 年第 3 期）

花椒鹅蛋可治高血压

【配方及用法】鹅蛋 1 个，花椒 1 粒。在鹅蛋顶端打一小孔，将花椒装入，面糊封口蒸熟。每日吃 1 个蛋，连吃 7 天。

【功效】清热解毒。

鲜西红柿治高血压

【配方及用法】鲜西红柿 2 个。将西红柿洗净，蘸白糖每早空腹吃。

【功效】清热降压、止血。

喝枸杞茶治好高血压

【荐方由来】去年我的血压曾一度偏高，低压超过12.6千帕（95毫米汞柱），高压21.3千帕（160毫米汞柱）以上，且有发展趋势。一位老中医告诉我，不能掉以轻心，要注意预防高血压，并建议我喝枸杞茶治疗高血压。他说："枸杞是滋养肝肾、明目的良药，有降低高血压，降胆固醇，防治动脉硬化的作用。一般每日用30克枸杞，泡水，饭后当茶饮。"照此法，我每天早、晚饭后服用，连服10天，有明显疗效。据大夫介绍，西藏、新疆和宁夏产的枸杞，疗效更佳。服用一段时间后，血压正常，食欲增加，睡眠良好。

【荐方人】山东 王式祥

菊槐绿茶治高血压

【配方及用法】菊花、槐花、绿茶各3克，以沸水沏。待浓后频频饮用。平时可常饮。

【功效】清热、散风。治高血压引起的头晕头痛。

山楂白芍饮料可治愈高血压

【荐方由来】1982年3月，我患了高血压病，虽经服药得到缓解，但未能治愈。从1984年5月开始，我饮用了一种疗效很好的保健饮料，经过3年的饮用，我的高血压被治愈了。

【配方及用法】山楂7～10克，白芍5～10克，冰糖3～5克（此为一天的干料量，若使用鲜料应适当增加用量。不喜欢吃甜味的，用山楂10～15克，白芍5～10克即可）。以上各味每日只用料1次，早、中、晚用大茶缸放在炉子上煮开，即可当茶饮用。煎服前，要用温水洗去山楂、白芍上的灰尘。

【荐方人】河南 王忠魁

【引自】广西科技情报研究所《老病号治病绝招》

醋浸花生米治高血压

【配方及用法】生花生米、醋各适量。生花生米（带衣者）半碗，用好醋倒至满碗，浸泡7天。每日早晚各吃10粒。血压下降后可隔数日服用1次。

【功效】清热、活血。对保护血管壁、阻止血栓形成有较好的作用。

用复原草、陈醋可治顽固性高血压

【配方及用法】复原草 100 克，陈醋 1000 毫升。将复原草放入陈醋瓶中，浸泡 7 天，而后饮陈醋。每日 2 次，每次 20 毫升，3 个月为 1 疗程。

【荐方人】新疆 何怀江

肉桂、吴茱萸等可治高血压

【配方及用法】肉桂、吴茱萸、磁石各等份。共研细末，密封备用。用时每次取上药末 5 克，用蜂蜜调匀，贴于涌泉穴，阳亢者加贴太冲穴，阴阳不足者加贴足三里。每次贴两穴，交替使用。贴后外以胶布固定。并用艾条悬灸 20 分钟。每天于临睡前换药 1 次。

【功效】引火归原，降压止晕。

【备注】临床观察，尤对病情不太严重者疗效满意。对老年患者还可起保健作用。

【引自】《外治汇要》

金银菊花汤治高血压

【配方及用法】金银花、菊花各 24 ~ 30 克。若头晕明显者，加桑叶 12 克；若动脉硬化、血脂高者加山楂 24 ~ 30 克。本方为 1 日剂量。每日分 4 次，每次用沸水冲泡 10 ~ 15 分钟后当茶饮，冲泡 2 次弃掉另换。可连服 3 ~ 4 周或更长时间。

【荐方人】陕西 王宝华

向日葵叶可降血压

【配方及用法】鲜向日葵叶 120 克。洗净煎汤。每日 3 次分服。

【引自】《江西中医药》

桑叶可降血压

【配方及用法】干桑叶 100 克加水 1500 毫升，煮沸后 2 分钟停火。当茶饮，不限次数，两三天后血压即下降。应随时测量血压，当血压降至正常时停止饮用。

【荐方人】辽宁 洪喜林

用三叶鬼针草可治高血压

【荐方由来】我是广西的一名退休干部，现年 66 岁。10 多年前，我的身体很差，经常患多种疾病，尤其高血压更为严重。虽然经过住院治疗高血压有所缓解，但要天天服药才能控制，十分苦恼。后来，经朋友介绍，用三叶鬼针草治疗高血压，取得了显著的疗效。

当时，我在本县山上找到这种草药，拿回来后便用水煎（每次用三叶鬼针 30 克），当茶试服三五天，结果出现了奇效，血压恢复正常，并一直保持稳定。

三叶鬼针草的独特之处在于：患有高血压的病人服后血压降至正常，血压偏低的可以回升，血压正常的人没有变化。它确实是防治高血压、心脑血管病的特效药物。

【荐方人】广西 韦绍群

服醋蛋液使血压恢复正常

【荐方由来】今年元月，我给我姨姐夫李先生寄去《醋蛋·气功》一书后，他立即按书中方法制作醋蛋液服用，并介绍给一些老同志，均收到奇效。现将回信摘录如下："谢谢您的关心，寄一本'宝书'《醋蛋·气功》予我。收到书后，我即动手制作，迄今已经服了七八个醋液蛋，效果很好。以前左脚左手麻木，右手指疼痛，尤其晚上难受极了，同时还小便失禁，现在都好多了，睡眠也好了，血压也正常（原是多年的高血压）。我邻居家一位从上海来此串亲的血栓后遗症患者，经我介绍服用几个醋蛋液后，现在病情也见好转，已能说话行走了。"

【配方及用法】将 250 毫升左右的食用醋（米醋用低度的，9 度米醋应用水稀释）倒入铝锅内，取新鲜鸡蛋 1～2 个打入醋里，加水煮熟，吃蛋饮汤，1 次服完。

【荐方人】四川 邓泽源

用生绿豆治高血压

【配方及用法】取干燥绿色表皮的绿豆研成细末，装瓶内封存。每次 15～20 克，每日 3 次，于饭前温开水送服，随后再服白糖一汤匙，持续服 2 个月。如停药后观察一段时间血压仍高，则再按上法服 1～2 个月，血压即会正常。

【荐方人】江西 钟久春

用五生汤治高血压

【荐方由来】我参加医疗队下乡巡诊时，结识一位乡间民医，他传授一方，治疗高血压病，一般服药 3 ~ 5 剂血压即降，诸症缓解；服药 15 ~ 30 剂血压基本恢复正常。若定期服用，可控制高血压病。

【配方及用法】生牡蛎 15 克，生龙骨 18 克，生地 15 克，生山药 18 克，生赭石 12 克，柏子仁 12 克，川牛膝 10 克。每日 1 剂，分早、晚 2 次煎服。在服药期间及愈后，停服西药，忌生冷、辛辣、油腻之品。

【功效】本方具有心、肝、脾、肾同治的特点，生龙骨、牡蛎镇心安神，镇潜肝阳；生赭石重镇附逆；生地、柏子仁滋补肝肾，柔肝养血熄风；生山药滋脾益肾；川牛膝滋补肝肾，导引下行。综观全方，配伍合理，四脏同治，虚实结合，镇、润、升相伍。

【荐方人】山东 王鸣松

用蚕沙枕头治高血压

【配方及用法】取干燥蚕沙 (蚕屎)2 千克左右装入长方形布袋中缝好，然后放入正常使用的枕头之中，但必须将蚕沙口袋放在枕头的内上方，便于接触患者头部。

【荐方人】江苏 张锦栋

用桑寄生、桑枝洗脚可治高血压

【配方及用法】取桑寄生、桑枝各 30 克，桑叶 20 克，加水 4000 毫升煮沸 30 分钟后，将药液滤出，趁热浸洗双脚 20 ~ 30 分钟。每 2 ~ 3 日 1 次，连洗 1 ~ 2 个月可获显效。

【荐方人】江西 钟久春

用黄芪治疗高血压

【配方及用法】黄芪 30 克，葛根 15 克，枸杞子 25 克，首乌 25 克，生地 25 克，女贞子 25 克，寄生 20 克，牛膝 10 克，泽泻 5 克，钩藤 20 克，牡蛎 3 克。上药水煎服。

【备注】由于黄芪具有双向调节血压的作用，医生常虑其升压而怯用。荐方人认为重用黄芪则降压，黄芪量小则升压。临床治疗高血压，黄芪用量必须在 30 克以上，气虚兼血淤症者还可适当加量。

【荐方人】熊文晖

【引自】《中国医药报》（1995 年 12 月 20 日）

用香蕉皮熬水喝可使血压恢复正常

【荐方由来】去年春节后，我一度身体不适，经检查血压收缩压 21.3 千帕 (160 毫米汞柱)，舒张压 12.6 千帕 (95 毫米汞柱)。一离休老干部向我介绍，每天用香蕉皮 2 ~ 3 个，熬一杯水喝，每日 3 次，连喝 3 天 (只能喝 3 天) 即好。我照此法做，3 天后再去量血压，收缩压降至 18.6 千帕 (140 毫米汞柱)，舒张压降至 12.0 千帕 (90 毫米汞柱)。后来又多次检查，一直稳定，有时还更低些。又将此法介绍给 5 位患者试用，都认为是既经济又简单的降血压良法。

【荐方人】河南　陈新富

用小苏打洗脚可治高血压

【方法】把水烧开，放入两三小勺小苏打，等水温能放下脚时开始洗，每次洗 20 ~ 30 分钟。

【荐方人】陕西　崔惟光

用花生秧绿豆治高血压头晕

【配方及用法】干花生秧一把 (去根)，绿豆一把，同放砂锅内添两碗水，用文火煎至绿豆熟滤出，趁温服用。每日 2 次，饭前服较好，连服数日就能见效。为了巩固效果，长期服用更佳。

【荐方人】桑培孝

【引自】《老人春秋》（1997 年 3 月 5 日）

糯米黑胡椒可使高血压恢复正常

【配方及用法】糯米 3 克，黑胡椒 1.5 克，桃仁、杏仁、栀子各 3 克，鸡蛋清适量。将以上药物共研成细末后，用鸡蛋清调成糊状，外敷在涌泉穴上，用胶布固定。待血压下降后 (半小时左右)，再将外敷药取下。

【引自】《健康之友》（1997 年 11 月 13 日）

钩藤、牡蛎等治高血压特效方

【配方及用法】钩藤 18 克（后下），牡蛎 30 克（先煎），葛根 24 克，川地榆 20 克，牛膝 24 克，山楂 30 克。上药加水 4 碗，先煎牡蛎 20 分钟，再放入诸药，煎至约 1 满碗，最后倒入钩藤同煎至八分，饭后 1.5 小时服。

【备注】各味药缺一不可，勿用相近药代替，否则无效。此外，在服药期间忌食辛辣、煎炒、油腻的食物，禁烟酒。

【荐方人】山东　王军峰

第三节
低血压

黄芪、党参等治低血压

【配方及用法】生黄芪、党参各 20 ～ 30 克，白术、当归、柴胡各 10 ～ 15 克，升麻 10 ～ 12 克，枸杞子 25 ～ 35 克，附子 6 ～ 10 克，炙甘草 5 ～ 8 克。若心烦失眠、健忘多梦者，加远志、夜交藤各 10 克；若腰酸腿软者，加川续断、牛膝、杜仲各 10 ～ 15 克；若全身疼痛者，加鸡血藤、川芎、威灵仙各 10 ～ 12 克，细辛 3 克。将上药水煎，每日 1 剂，分 2 ～ 3 次口服。1 周为 1 个疗程。

【荐方人】山西 史金花

黄芪、官桂等治低血压

【配方及用法】生黄芪、党参各 15 克，黄精 20 克，官桂 8 克，大枣 10 枚，生甘草 6 克。将上药水煎 3 次后合并药液，分早、中、晚 3 次日服，每日 1 剂。20 天为 1 个疗程。可连服 2 ～ 3 个疗程，直至痊愈为止。

【荐方人】四川 崔明柱

党参、黄精等治低血压

【配方及用法】党参、黄精各 30 克，炙甘草 10 克。将上药水煎顿服，每日 1 剂。

【荐方人】何芳

人参、黄芪等治低血压

【配方及用法】人参 6 克（或党参 15 克），黄芪、熟地黄、怀山药各 25 克，山茱萸、枸杞子各 20 克，牡丹皮、泽泻、麦门冬、伏苓、五味子各 10 克，生甘草 6 克。临床应用本方时，可随证加减。若气虚明显者，黄芪可重用至 40 ～ 50 克；若血虚者，加全当归、何首乌、鸡血藤各 20

~ 30 克；若头晕甚者，加野菊花、天麻、钩藤各 10 ~ 15 克；若腰膝酸痛者，加杜仲、狗脊、川续断各 10 ~ 15 克；若阴虚火旺者，加川黄柏、知母、生地黄各 8 ~ 12 克。将上药水煎，每日 1 剂，分 3 ~ 4 次口服，半个月为 1 个疗程。

【荐方人】河南 祈新玉

西洋参、桂枝等治低血压

【配方及用法】西洋参 5 克，桂枝 15 克，制附子 12 克，生甘草 10 克。将上药用开水泡服，频频代茶饮。每日 1 剂。服至症状消失，血压恢复正常为止。

【荐方人】湖北 李银生

用当归、五味子等可治低血压

【荐方由来】1975 年春，我患了低血压病，头晕目眩，不能工作。求名医诊治，每天 1 剂中药，连服 100 多剂，又配合食疗，吃鸡蛋数百个、红糖数十斤，花了 700 多元钱，100 多天血压仍是上不来。

最后，我从一位近百岁的老人那里得到一祖传七代秘方，每天 1 剂，4 剂痊愈。

此消息传出，低血压病人及其家属登门求方者络绎不绝。迄今，用此方治愈了低血压病人近百例，无一人复发。

【配方及用法】当归 25 克，五味子 25 克，甘草 25 克，茯苓 50 克，水煎服。每剂连煎 2 次，将第一次煎的药液滤出后，再添水煎第二次，把两次滤液混合后，每早空腹先服混合液的 1/2，剩下的 1/2 于晚睡前温热服下。每日 1 剂，连服 5 日。服药前，先测量一次准确的血压数，如服药后血压升得特别快，可隔日再服；若稳定上升，可连续服用，直到恢复正常，服药停止。

【荐方人】王承斌

【引自】《老人春秋》（1997 年第 6 期）

鬼针草可调节低血压

【荐方由来】我很长时间里自觉头晕、头重脚轻、全身乏力、睡眠欠佳，干点活就喘，尤其是夏天上述症状加重，医生诊断是原发性低血压。药用了不少，钱都白花了。自从我服用了鬼针草中药，半个月后，自觉全身有力，干活有劲头，头晕症状消失了，睡眠也好了，食欲增加了，血压恢复正常。

鬼针草不但治低血压，还能治高血压症。我老伴患高血压已10年多，头晕、头痛严重，活动困难，全身无力。她试着口服鬼针草，服药1周，血压即开始下降。半个月后非常惊奇地发现，血压由23.9/17.3千帕(180/130毫米汞柱)降到17.3/10.6千帕(130/80毫米汞柱)，血脂化验正常。我们老两口乐得几天合不上嘴，花钱不多，治好了我们老两口的病。10多年的心病一招去掉了，血压平稳了。鬼针草真是稳定血压的良药。

【荐方人】河北　史恒秀

【引自】《老年报》(1997年9月25日)

甘草、桂枝等可治低血压

【配方及用法】甘草15克，桂枝30克，肉桂30克。将3味药物混合，水煎当茶饮。

【引自】广西医学情报研究所《医学文选》《实用民间土单验秘方一千首》

五味子、淫羊藿可使低血压恢复正常

【配方及用法】五味子、淫羊藿各30克，黄芪、当归、川芎各20克，白酒40毫升，水煎服。每天1剂，分早、晚饭前服。

【引自】《浙江中医杂志》(1993年第6期)、《单方偏方精选》

第四节
脑血管意外疾病

石膏、滑石等可治脑血管意外

【配方及用法】石膏 30 克，滑石 30 克，寒水石 30 克，磁石 30 克，牡蛎 30 克，石决明 30 克，羚羊角 4.5 克，钩藤 15 克，川贝 9 克，秦皮 15 克，草决明 18 克，蒺藜 18 克。将上药水煎后冲竹沥 1 盅、姜汁少许，再化至宝丹 1 丸 (3 克) 急用。

【荐方人】何炎

【引自】《千家妙方》

服醋蛋液可治脑血栓

【荐方由来】我叫周竹庭，72 岁了，10 年前就已离休。我患高血压、冠心病多年，治疗无效，不能参加活动。在服了 8 个醋蛋液后，血压完全正常，头不晕了，能打太极拳，练太极剑，还和老伙伴们每天打两三场门球，身体越来越好。与我同时服用醋蛋液的老伙伴司树堂，患脑血栓，原来全身瘫痪，有口不能言，吃喝拉尿全靠人侍候，经服用 3 个醋蛋液后，开始好转，能说话，右手能拿东西，并且还意外地治好了久治不愈的脚垫、鹅掌风；服了七八个醋蛋液后，已能下床活动。

【荐方人】山东 周竹庭

用银杏叶治脑血栓病

【配方及用法】将银杏叶撕碎放入暖瓶内 (用茶缸浸泡也行)，然后倒入 100℃白开水约 500 毫升，浸泡 15 分钟即可。在早饭后服头遍，午饭后服二遍。一般每天 1 次，每次用干叶 5 克。第 1 个月服 5 天停 3 天，以后服 5 天停 5 天，5 天为 1 疗程。停 5 天的目的是让各个器官特别是胃得到休息。脑血栓兼有胃病的人，不宜喝银杏叶水，因对胃不利。服银杏叶水期间，不喝茶，不饮酒。按规定服用无任何副作用，但超量就可能腹泻、头痛或有胃不适的感觉，停药即好。在首次有银杏叶之前，必须请医生对病人进行检查，看是否是高血压、脑血栓类的病，不可盲目用药。

我父亲患脑血栓病 9 年了，久治不愈，用银杏叶法治疗 3 个半月病就好了。以后用此法又好了十几位脑血栓病人。病基本痊愈后，可延至 5 ～ 7 天喝 1 次；完全好后 7 ～ 10 天服 1 次，以巩固疗效。

【荐方人】山东 王世维

酒泡大蒜可治脑血栓

【荐方由来】一位七旬老人因患脑血栓瘫痪，导致哑口结舌，右手右脚萎缩弯曲，不能站立行走，大小便不能自理。然而 2 年以后，他不但气色很好，自己已经能够慢慢地翻身起床，可用左手吃饭，大小便基本自理。究其原因，是喝了大蒜泡酒。

【配方及用法】将 1000 克大蒜头浸泡于 2000 克粮食白酒中，2 周后服用。每日早晚服，每次 1 杯 (30 克左右)。浸泡后的蒜可以不吃，若酒蒜都食，每次 50 克，不分疗程，可常年连续服。

【备注】蒜瓣剥皮，不用捣碎，浸泡于白酒中即可；粮食白酒为 40° ～ 60° 。

【荐方人】何林

黄芪、当归等可治脑血栓后遗症

【配方及用法】黄芪 120 克，当归、川芎、丹参、赤芍各 20 克，桃仁、红花各 15 克，地龙、牛膝各 15 克，水煎服，每日 1 剂，连服 1 个月。剩余药渣加水煎熬后还可以烫洗患侧肢体，每日 2 次，每次 20 分钟。方中黄芪补气，当归、川芎、丹参、赤芍活血补血行血，桃仁、红花破血散淤，地龙、牛膝疏通经络，强筋健骨。诸药合之，组成一剂气血双补、疏通经络的良方，对脑血栓引起的偏瘫、痴呆等后遗症效果甚佳。

【荐方人】山东 王淑云

当归、丹参等可治脑血栓偏瘫

【配方及用法】生黄芪 80 克，当归 10 克，丹参 30 克，红花 10 克，鸡血藤 30 克，地龙 10 克，草决明 15 克，龙胆草 6 克，钩藤 15 克，全蝎 5 克，乌梢蛇 6 克。将上药水煎服，每日 1 剂。若出现昏迷者，加石菖蒲、郁金各 10 克，以开窍；若痰多不利者，加清半夏、胆南星、天竺黄、竹沥水各 10 克，以化痰；若肝阳上亢，出现头晕、耳鸣、肢麻者，加天麻 10 克，珍珠母 15 克，木耳 15 克，以熄风治晕；若肢体瘫软无力者，加木瓜、桑寄生各 15 克，以补肾壮筋骨；若有火者，加生石膏 30 克，以清泄火热。

【备注】恢复后要不间断服药，预防复发。方中黄芪用量为 60～120 克才有较满意的效果。若患者有热象者，加生石膏 30 克，知母 20 克，控制其热邪，有益气之功。

【引自】《家用验方一佰二》

丹参、钩藤等可治脑血栓

【配方及用法】丹参 30～60 克，钩藤 15～30 克，楤莶草 12～24 克，夏枯草 12～24 克，地龙 9 克，红花 6 克，桑枝 15 克，橘枝 15 克，松枝 15 克，桃枝 15 克，杉枝 15 克，竹枝 15 克，甘草 3 克，水煎服，每日 1 剂。痰涎壅盛加全瓜蒌 15 克，莱菔子 20 克；神昏加郁金 9 克，菖蒲 9 克；血压持续不降加代赭石 20 克，牛膝 20 克；久病营血不足、脉细弦加当归 15 克，何首乌 15 克；肾精不足，腰膝酸软，脉沉细弦加枸杞 15 克，山药 15 克。

【荐方人】湖南 彭述宪

【引自】《千家妙方》

黄芪、血丹参可治脑血栓

【配方及用法】黄芪 100 克，血丹参 20 克，当归 12 克，川芎 12 克，赤芍 15 克，地龙 5 克，桃仁 12 克，红花 12 克，全虫 15 克，蜈蚣 4 条，牛膝 12 克，杜仲 12 克，生地 12 克，菖蒲 12 克，木瓜 30 克，车前子 20 克。每日 1 剂，水煎服。30 天为 1 疗程，连服 3 个疗程。颅内压减轻后，将车前子减量或停服。服上方同时，另将生水蛭 20 克捣碎成粉，每日 2 次，每次 10 克冲服。服 25 天停 1 周，然后服第二个疗程。第二个疗程服完后，每日 2 次，每次 5 克，再服 1 疗程。

【荐方人】山西 窦永政

【引自】《当代中医师灵验奇方真传》

丹参、川芎等可治脑栓塞

【配方及用法】丹参、川芎、桃仁、归尾、赤芍、葛根、熟地、红花、穿心莲、山楂、鸡血藤各 30～50 克，黄芪 60～100 克，牛膝、瓜蒌、地龙、桑寄生、防风各 20～40 克，水蛭、大蒜提取液各 100～160 克，随症加减。药用酒浸，按常规制成口服液，每次服 20～30 毫升，每日 3 次，2 个月为 1 疗程。血压高者配服降压药。

【荐方人】湖南 王文安

【引自】《当代中医师灵验奇方真传》

用荆芥、防风可治老年偏瘫

【配方及用法】荆芥 12 克 (解表药)，防风 12 克 (祛风药)，大枣 3 枚 (和中药)，猪蹄空壳 1 个 (祛风消栓药)，葱根 3～7 棵 (发汗药)，韭菜根 3～7 棵 (升阳药)。左不遂者，葱、韭菜根各用 3 棵；右不遂者，葱、韭菜根各用 4 棵；全身不遂者，葱、韭菜根各用 7 棵。水煎服，每天 1 剂。早、晚服，服药后盖被发汗，避风。

【备注】忌食高脂肪和含胆固醇的食物。如服第 1 剂后无汗，说明此方对该患者无效，应停用此药。偏瘫的一侧平时发凉无汗，第一次服药后，可使患处发热有汗，此时血栓已打通，连续服至病愈，不可间断。服此药无任何副作用。

【荐方人】河南 曾广洪

【引自】《老人春秋》（1997 年第 4 期）

第五节
各种心脏病

醋蛋液可治心脏病

【配方及用法】将 3 个鸡蛋(必须是鸡群中有公鸡的鸡蛋)用清水洗净，放入 500 克醋中浸泡 3 天，然后，将鸡蛋捞出去掉硬壳，再放入醋中继续浸泡 4 天，便可服用。服用时，用筷子将鸡蛋搅碎，每次喝 3 小勺 (可用凉开水冲服)，每日 3 次，喝完为止。一般人用 500 克醋即可显效。心脏病较重者，可连服几剂。

我曾走访了一位用此方治好心脏病的患者，效果显著。该患者 1978 年患心脏病，严重时不能走远路，稍一快走心脏就犯病，经过服醋蛋液治愈。

【荐方人】河南 陈广泽

川芎、五味子等可治心脏病

【配方及用法】川芎 20 克，五味子 10 克，党参 30 克，麦冬 20 克，黄芪 30 克，甘草 5 克。将上药水煎，煮沸 15 ~ 30 分钟，取浓汁约 500 毫升，分 3 次温服，每日 1 剂。

【功效】对各种心脏病所引起的惊悸怔忡、心痛、头昏失眠、神疲乏力等症状具有较好的疗效，长期服用无毒副作用。

【荐方人】四川 谢薇西

【引自】《当代中医师灵验奇方真传》

仙灵脾、制附片等治风湿性心脏病

【配方及用法】仙灵脾 45 克，制附片 18 克，桂枝 30 克，王不留行 30 克，当归 30 克，桃仁 30 克，丹参 30 克，郁金 30 克，红花 24 克，五灵脂 24 克，生蒲黄 24 克，三棱 24 克，莪术 24 克，香附 15 克，菖蒲 15 克，远志 10 克，葶苈子 10 克。上药水煎，取汁 500 毫升，早、晚 2 次分服，每日 1 剂。

【荐方人】陕西 潘贞友

辽河参、夜交藤等治风湿性心脏病

【配方及用法】辽河参7.5克，夜交藤7.5克，甘草粉6克，丹皮粉7.5克，当归12克，没药6克，琥珀3克，朱砂1.5克。将前6味水煎后去渣，将琥珀、朱砂研为极细末，用药汁送服。隔日1剂，连用4剂大可减轻，继续服用可治愈。

【备注】患者发高烧时忌服。在服药时忌房事，生气和食腥荤、生冷之物。

【荐方人】林健

【引自】《老年报》（1996年12月17日）

黄瓜藤可治心脏病

【配方及用法】将黄瓜藤连根阴干，每次取适量水煎，代茶饮。日服5~6杯。有特效。

【荐方人】辽宁　李肃

【引自】《辽宁老年报》（1997年7月30日）

以指压手心法治心脏病

手掌的正中心称为手心，又称"心包区"，这一区域和由中指出发的心包经直接联结。心包经是辅助心脏活动的经络，因为和心包区相通，才能使"心脏跳动"，虽然毫不起眼，但却是发挥重要作用的经络之一。如果心情紧张，指压掌心，则可得到缓解。

心包区也是预知心脏有异常的一大重要区域。如果指压心包区有压痛感，或出现比其他皮肤过硬、更柔、过冷、过热等现象，就要注意可能心脏已经有异常了。

虽然不能说是"未雨绸缪"，但是如果有上述现象时，就赶快按摩心包区，加上两手互相搓的刺激，用不了多长时间便可恢复正常。

另一个和心脏有关的区域是"精心区"，它位于无名指和小指之间的指根部位。精心区和运行于小指的心经相结合，同时控制心脏机能。其检查法、变化状况、治疗

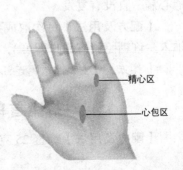

精心区

心包区

法等也都和心包区一样。

【荐方人】甘肃 邓双喜

海带松可治冠心病

【配方及用法】浸发海带 200 克，香油，绵白糖、精盐少许。先将浸软泡发洗净的海带放入锅内煮透捞出，再用清水洗去黏液，沥干水分后，即可把海带摆叠好切成细丝。然后在锅内放入香油，油七成热时，把海带丝稍加煸炒，盖上锅盖，略经油炸，揭开锅盖继续焙炸。当海带发硬、松脆时，便捞出沥去余油入盘，放入绵白糖、精盐拌匀即可食用。

【功效】软坚化痰，利水泄热。对于预防高脂血症、高血压、冠心病、血管硬化等均有一定的作用。

【备注】常食海带，对冠心病有辅助疗效。海带中含有大量的碘，有防止脂质在动脉壁沉着的作用，能使人体血管内胆固醇含量显著下降。

香蕉茶防治冠心病

【配方及用法】香蕉 50 克，蜂蜜少许。香蕉去皮研碎，加入等量的茶水中，加蜜调匀当茶饮。

【功效】降压，润燥，滑肠。用治冠心病、高血压、动脉硬化及便秘等。

【备注】每日服蜂蜜 2 或 3 次，每次 2～3 匙，有营养心肌、保护肝脏、降血压、防止血管硬化的效果。

南瓜粥可治冠心病

【荐方由来】我是一个药剂师，又是一个冠心病患者，时常感到胸闷喘不过气来。用药后症状虽有所缓解，但始终未能根治。

我自家种了一点南瓜，从 9 月初起每天吃一顿南瓜粥，连吃 1 个月，冠心病一直没有复发。

【配方及用法】每次取成熟南瓜 100～200 克，与大米同煮成稀粥，加入少许糖（稍有甜味即可），1 日 1 顿。

【荐方人】黑龙江 姚连江

蜂蜜首乌丹参汤治冠心病

【配方及用法】蜂蜜 25 克，首乌、丹参各 25 克。先将两味中药水煎去渣取汁，再调入蜂蜜拌匀，每日 1 剂。

【功效】益气补气，强心安神。治冠状动脉粥样硬化性心脏病。

薤白、瓜蒌等可治冠心病

【配方及用法】薤白 10 克，瓜蒌 10 克，丹参 10 克，赤芍 10 克，川芎 10 克。上药为 1 剂，水煎服，每日 3 次，每次 5 小匙。多数患者服药后一两天可见效。

【荐方人】辽宁　田孝良

当归、玄参等可治冠心病

【配方及用法】当归、玄参、金银花、丹参、甘草各 30 克。每日 1 剂，水煎服，日服 2 次。冠心病患者应在上方基础上加毛冬青、太阳草以扩张血管；若兼气虚者，加黄芪、生脉散以补益心气；若心血淤阻甚者，加冠心二号以活血化淤。

【引自】《秘方求真》

党参川芎等治冠心病

【配方及用法】党参 20 克，黄芪 30 克，川芎、枸杞子、制何首乌、牡丹皮各 15 克，丹参 25 克，炒白术、茯苓、淫羊藿、桂枝各 10 克，全当归 20 克，炙甘草 8 克。将上药水煎，每日 1 剂，分 1～2 次口服，20 天为 1 疗程。

【荐方人】吉林　孙俊久

陈氏冠心偏方膏可治冠心病

【配方及用法】党参 200 克，红花 90 克，苁蓉 120 克，茯苓 120 克，黄芪 150 克，鹿角片 150 克，杜仲 100 克，瓜蒌 120 克，紫河车 100 克，山药 100 克，丹参 120 克，五味子 20 克，红枣 70 克，当归 120 克，仙灵脾 30 克，枸杞 150 克，炙甘草 50 克，合欢皮 30 克，黄柏 100 克，赤、白芍各 100 克，冬虫夏草 60 克。将上药浓煎 3 次，浓缩后用真阿胶 90 克，炼蜜 250 克，冰糖 250 克收膏。收膏后可加入人参粉 50 克，三七 30 克。每次服 25 克，1 日服 3 次。服药 1 个月做 1 次心电图。

【荐方人】孙建成

葡萄酒可预防冠心病

【荐方由来】葡萄酒含有黄酮类和多脂类有效物质成分，对血液中血小板凝集有抑制作用，最近一位美国科学家证明，1天饮1次陈酿葡萄酒(含葡萄汁20克)，可以预防冠心病和脑栓塞的发生。

【配方及用法】在20升罐坛中，把洗净晾干的紫葡萄放在其中，先放进白糖2500克，再放入2500克38度高粱酒，以泡过葡萄为度，然后放在凉爽处，塑料布封顶保存。南方地区放在地下土里保存最好。3个月后可以饮服。饮服时，勾兑2～3倍白开水。兑加白糖要甜度适宜。每次饮30～60克。此为防病、延年益寿的佳品。

【荐方人】陈永强

【引自】《老年报》（1997年10月30日）

丹参、细辛等可治心绞痛

【配方及用法】丹参30克，细辛3克，白芷10克，降香10克，檀香10克，荜拨10克，高良姜10克，元胡10克，徐长卿10克，薤白15克。每日1剂，水煎2次，早、晚各服1次；或将上药共研为细末，每次冲服3克。

【备注】本方集辛温芳香之品为1剂。辛以理气行滞，温以温通血脉，芳以化浊辟秽，香以走窜通经。因而，通行心脉之力很强，可迅速缓解心绞痛。有些对硝酸甘油副作用明显而不能耐受者，用本方尤为适宜。

【荐方人】天津 王维澎

【引自】《当代中医师灵验奇方真传》

用猪胆汁泡绿豆治心绞痛

【配方及用法】买鲜猪苦胆破开装满绿豆，封好口，挂在通风处，大约六七天绿豆泡胀，胆汁已尽，这时把绿豆倒在玻璃板上面，晒干，碾成面，即可服用。每天可服2～3次，每次可服5～6个绿豆的量，饭前、饭后服均可。病情不太重的，一般服3～5个猪苦胆泡的绿豆就可明显见效。

【荐方人】黑龙江 衣材建

服醋蛋液可治心绞痛

【荐方由来】徐师傅今年74岁，退休在家，冠心病缠身，尽管不断服药，且天天早上去山上锻炼，仍不断犯心绞痛，严重了就住一段时间医院，缓解了出院，而后还是犯病。1987 年冬，开始服用醋蛋液，不仅不吃药了，而且病也不犯了，也能吃饭了，体质也更健壮了，又胖了起来，整天除了上山跑步、练剑外，还干不少家务活，总闲不住，浑身是劲。

【配方及用法】将 250 毫升左右的食用醋（米醋用低度的，9 度米醋应用水稀释）倒入铝锅内，取新鲜鸡蛋 1 ~ 2 个打入醋里，加水煮熟，吃蛋饮汤，1 次服完。

【荐方人】黑龙江　安国桢

胡荽瓜蒌等可治心绞痛

【配方及用法】胡荽 10 克，瓜蒌、柳枝、白杨枝、芦根、白茅根各 100 克，上药加水 1500 毫升，煎至 400 ~ 500 毫升。1 次全服，每日服 1 剂。

【引自】《四川中医》(1992 年 10 月 7 日)、《实用专病专方临床大全》

拍打胸部可治室性早搏

【方法】左手掌拍右胸部，右手掌拍左胸部，交替进行，各拍 120 次，早、晚各进行 1 次。经过 1 年多的拍打，早搏基本痊愈。另外两个朋友试用此法，亦治好了早搏。我的几位身体健康的同事，在空闲时间亦采用此法进行锻炼，感到心胸舒畅，对身体很有好处。

【荐方人】河北　刘德沛

口服黄连素治顽固性室性早搏

【配方及用法】每次口服黄连素 0.4 ~ 0.5 克，每日 3 次，5 ~ 7 天为 1 疗程。

【功效】此方适于顽固性室性早搏。

【引自】《实用西医验方》

甘草、泽泻等可治室性早搏

【配方及用法】炙甘草、生甘草、泽泻各 30 克，黄芪 15 克。每天 1 剂，水煎服。自汗失眠者，先服桂枝加龙骨牡蛎汤，待症消退后再服本方。

【备注】桂枝加龙骨牡蛎出自《金匮要略》，制法为取桂枝、芍药、生姜各 9 克，甘草 6 克，大枣 12 枚，龙骨、牡蛎各 9 克，以水 700 毫升，煮取 300 毫升，分 3 次温服。主治阴阳两虚，自汗盗汗。

【引自】《陕西中医》（1989 年第 6 期）、《单方偏方精选》

红参、淡附片等可治急性心力衰竭

【配方及用法】红参 25 克（另炖服），淡附片 30 克，干姜 10 克，桂枝 3 克，煅龙骨、牡蛎各 30 克（先煎），五味子 16 克，丹参 30 克，炙甘草 6 克。煅龙骨、牡蛎煎汤代水，再纳其他药，每剂煎 3 次，将 3 次煎出药液混合取 300 毫升，日服 3 次。严重者 2 剂合 1 剂，水煎灌服，每隔 2 ~ 3 小时服 1 次。偏阴虚者加麦冬、生地、阿胶、熟枣仁；偏血淤水阻者加川芎、桃仁、红花、茯苓、泽泻；偏阳虚水泛者加白术、猪苓。

【荐方人】浙江 颜永潮

【引自】《当代中医师灵验奇方真传》

太子参、麦门冬等可治病毒性心肌炎

【配方及用法】太子参 20 克（或党参 15 克，或人参 8 克），麦门冬 12 克，白芍 10 克，黄精 20 克，五味子 10 克，北五加皮 12 克，丹参 20 克，苦参 10 克，甘松 10 克，桑寄生 20 克，甘草 12 克。将上药水煎服，每日 1 剂。失眠多梦、善惊者加生龙齿 30 克，炒枣仁 20 克，远志 10 克，大枣 5 枚；头晕倦怠、神疲乏力者加黄芪 24 克，白术 15 克，当归 12 克，何首乌 10 克；盗汗口渴、五心烦热者加生地 20 克，枸杞子 20 克，黄精 10 克，阿胶 10 克；胸闷、肢冷者加附子 10 克，桂枝 8 克，川芎 10 克；唇舌紫暗者加丹参 30 克，红花 10 克，赤芍 10 克，川芎 10 克；眩晕吐涎、胸脘痞满者加半夏 10 克，茯苓 12 克，菖蒲 10 克，苏梗 10 克。

【引自】《河北中医》（1990 年 12 月 4 日）、《实用专病专方临床大全》

第六节
中风偏瘫

偏瘫，属中风后遗症，分为出血性和缺血性两大类。前者包括脑出血和蛛网膜下腔出血，后者包括脑血栓形成和脑栓塞。

香蕉花饮预防中风

【配方及用法】香蕉花5克。煎水。代茶饮。

【功效】散热滞，活血脉。预防中风。

【备注】香蕉花多见于我国南方，且受开花季节限制，取用多有不便，可用香蕉代替。香蕉花含有极丰富的钾，对预防中风，减少中风的发作危险很有作用。香蕉虽不及其花含钾量高，但每天坚持食用，同样具有一定的预防作用。

【引自】《家庭保健》

法半夏、制南星等可治中风

【配方及用法】法半夏、制南星各12克，茯苓15克，陈皮、枳实、菖蒲、栀子各9克，黄连、远志各6克，瓜蒌30克，生大黄9～15克，芒硝6～9克。水煎服，每日1剂，分2次服。有颅内压增高者，使用中药利水剂降颅压（茯苓30克，猪苓15克，泽泻、车前子各20克，白术12克）；血压偏高加服牛黄降压丸，每次服1丸，每日2次；痰热壅盛者加天竺黄12克；血淤者加丹参30克，赤芍、鸡血藤各15克，桃仁10克，也可滴复方丹参注射液或川芎嗪注射液；胸闷纳呆者加神曲12克，炒谷、麦芽各30克；气虚者加黄芪20克，太子参20克，党参12克；阴虚者加生地、麦冬各15克。恢复期多采用综合治疗措施（针灸、理疗、功能锻炼），加快病情恢复。

【荐方人】河北 王俊国

【引自】《当代中医师灵验奇方真传》

姜汁白矾治中风休克

【配方及用法】鲜姜汁（榨汁）1杯，白矾6克。开水冲化白矾后兑姜汁。灌服。

【功效】散风，温中，醒神。

【引自】《全国名老中医秘方》

炒桑枝、当归等可治中风偏瘫

【荐方由来】1959年，郭沫若患右侧肢体活动不便，影响正常工作。有人向他介绍著名医学家郑卓人。郑卓人老先生用桑枝酒为郭沫若治愈了右侧肢体活动不便。

【配方及用法】炒桑枝100克，当归、菊花、五加皮各60克，苍术、地龙各30克，丝瓜络15克，炮附子10克，川牛膝25克，夜交藤30克，宣木瓜12克，木通10克。上药配黄酒2500克，密封于罐内10天后把黄酒分出。将药焙干，取药研末，装入胶囊，每粒0.3克。每日3次，每次服3粒，2个月为1疗程。每次用酒15～20毫升送服，以微醉为度。上半身瘫痪饭后服，下半身瘫痪饭前服。

【荐方人】刘志斌

【引自】《健康之友》（1997年7月10日）

马钱子等可治中风偏瘫

【配方及用法】制马钱子1.5克，僵蚕、全蝎、当归、川芎、生地、桃仁、红花、丝瓜络、附子各10克，蜈蚣5条，白芍30克，黄芪30克。将上药水煎服，每日1剂，水煎2次，取400毫升，早、晚饭后分服，15天为1疗程。

【备注】马钱子有毒，不可持续久服。

【引自】《实用专病专方临床大全》

赤芍、川芎等可治中风偏瘫

【配方及用法】赤芍15克，川芎10克，当归尾20克，地龙15克，黄芪100克，桃仁10克，红花15克。黄芪桂枝五物汤配方：黄芪100克，桂枝15克，白芍20克，生姜10克，大枣15克。将上二方药煎15～20分钟，取汁约200毫升，日服3次。可配再造丸之类同服，效果更佳。

【荐方人】辽宁　何美贤

【引自】《当代中医师灵验奇方真传》

麝香、冰片等可治中风偏瘫

【配方及用法】麝香 1 克，冰片 5 克，川牛膝 15 克，木瓜 20 克，樟脑 50 克，雄黄 40 克，桃仁 15 克，半夏 6 克。共研细末，分 30 等份。另备大活络丸（中成药）30 粒，生姜 90 克。每次用热米饭捶饼 2 个，每饼放上药末 1 份，大活络 1 粒，生姜末 3 克，敷患侧上下肢各 1 穴位（上肢取肩髃、尺泽，下肢取环跳，委中，交替使用）晚敷早去，半月为 1 疗程。

【荐方人】湖北　夏树槐

【引自】《当代中医师灵验奇方真传》

黄芪、当归等可治中风偏瘫

【配方及用法】黄芪 15 克，当归 12 克，赤芍 12 克，桃仁 6 克，全虫 12 克，蜈蚣 10 克，川断 12 克，荆芥 10 克，牛膝 12 克。将上药煎服，每日 1 剂，7 剂为 1 疗程。每个疗程间隔 3 天。

【荐方人】河南　党传统

黄芪、威灵仙等敷脐可治中风

【配方及用法】黄芪、威灵仙、羌活各 90 克，乳香、没药、琥珀各 40 克，肉桂 10 克，共研极细末。于每晚睡前，用温水洗净脐窝，取上述药末 6 克用醋或黄酒调成糊状，炒温热，敷入脐中，加麝香风湿膏固定，然后再用热水袋（切勿过热，以防烫伤）置于脐部约 30 分钟，次日再将脐部药膏去之。第 1 周每日如法 1 次，第 2 周起隔日 2 次。

【引自】安徽黄山书社《享其天年谈益寿》

第七节
其他循环系统疾病

红花、透骨草可治静脉曲张

【配方及用法】红花、透骨草各 62～93 克，用等量的醋和温水把药拌潮湿，装入自制的布袋(布袋大小根据患部大小而定)。把药袋敷于患处，用热水袋使药袋保持一定温度。每次热敷半小时左右，每天 1 次，一般 1 个月左右痊愈。每剂药可用 10 多天，用完再换 1 剂。每次用后药会干，下次再用时，可用等量的温水和醋把药拌潮湿。

【荐方人】辽宁 刘富久

七叶一枝花加醋汁外涂治静脉炎

【配方及用法】七叶一枝花、醋。在平底瓦盘中放醋 20 毫升，将晒干的七叶一枝花根茎放在瓦盘中研磨成汁状(相当于粉状七叶一枝花根茎 5 克，置于 20 毫升白醋中)，而后用棉签外涂患处，每天 3～4 次。

【引自】《新中医》(1987 年第 2 期)、《单味中药治病大全》

六神丸治输液后静脉炎

【配方及用法】六神丸适量。六神丸研末，用酒调成糊状，均匀摊在消毒纱布上，敷于患部，胶布固定。24 小时换 1 次，干后滴酒以保持湿度，至局部痛消变软为止。

【引自】《四川中医》(1993 年第 4 期)、《单方偏方精选》

水蛭、全蝎等可治血栓闭塞性脉管炎

【配方及用法】制松香 1.2 克，水蛭 1 克，全蝎 0.8 克。以上为 1 次量，共为细末，冷开水送服(或装胶囊内吞服)。每天 3 次，30 天为 1 疗程。外敷松桐膏：松香 220 克研细末，用 100 毫升生桐油调为糊状。敷前先用 10% 食盐水洗净创面，小心去除坏死组织，将松桐膏摊敷在整个创面上，用纱布包扎，每天换药 1 次。

【荐方人】陕西　程玉安

【引自】《新中医》（1987 年第 2 期）、《实用专病专方临床大全》

宫粉、铜绿等可治栓塞性脉管炎

【配方及用法】宫粉 49 克，铜绿 93 克，乳香 1.5 克，发灰（需无病青年男子的头发，先将头顶心发剪掉用碱水去垢，再洗去碱水，烧炭存性）68 克，香油（陈的佳）250 克，川蜡 31 克。用小铁锅一个，放火炉上，置油蜡入锅熔化，再以上药品搅匀熬膏，倒出搅凉密封。将药膏摊于桑皮纸上，四边迭起，以免流出，敷患处，上面盖以棉花，用绸或软布包好。

【荐方人】河北　郭洪飞

【引自】广西医学情报研究所《医学文选》

仰卧举腿可治下肢静脉曲张

【荐方由来】我站讲台二十几年后，患静脉曲张，左腿内侧静脉形成大结，有痛感。医院要给切除，但我无暇住院。自己仰卧，将腿抬起，1 分钟后，曲张现象即消。于是早晚 2 次仰卧，将两足垫得比枕头还高，以便于静脉回流，日久天长曲张现象逐渐减轻。现在我每天早、晚仍坚持仰卧举腿几分钟，曲张现象已基本消失。

【荐方人】杨果著

【引自】《辽宁老年报》（1997 年 4 月 7 日）

黄芪、白术等治白细胞减少症

【配方及用法】黄芪 60 克，白术 20 克，茯苓 20 克，党参 20 克，山药 20 克，鸡血藤 30 克，当归 15 克，女贞子 15 克，旱莲草 15 克，大枣 15 克，炙甘草 10 克。水煎服，每日 1 剂，每 10 日为 1 疗程。血虚甚者加熟地、白芍各 30 克；兼有气虚、气滞者加枳壳、木香各 15 克；阳虚者加淫羊藿 30 克；阴虚者加天花粉、麦冬各 20 克；舌苔厚腻者去大枣，加砂仁、白蔻仁各 6 克。

【引自】《陕西中医》（1991 年第 12 期）、《实用专病专方临床大全》

黄芪母鸡汤可治白细胞减少症

【配方及用法】生黄芪 50 克，鸡血藤 30 克（打碎），大母鸡一只（乌骨、乌肉、白毛者最佳)。宰一母鸡，取其血与黄芪、鸡血藤二药搅拌和匀，并将其塞入洗净去毛(留心肝肺及鸡内金)的鸡腹腔内，后缝合腹壁，水适量不加任何作料，文火煮之，以肉熟为度，去药渣吃肉喝汤，用量因人而异，每隔 3 ~ 4 天吃一只。

【荐方人】内蒙古 刘瑞祥、王俊义

鸡血藤等可治白细胞减少症

【配方及用法】鸡血藤 30 克，大熟地 24 克，杭芍 18 克，当归 12 克，枸杞子 24 克，山萸肉 24 克，炙黄芪 30 克，锁阳 9 克，巴戟天 12 克，补骨脂 12 克。水煎服，每日 1 剂。脾虚者加山药 30 克，生麦芽 30 克，生白术 30 克；肾虚者加女贞子 24 克，旱莲草 30 克。

【备注】服本方期间，停服其他任何药物。

【引自】《山东中医杂志》(1985 年第 4 期)、《实用专病专方临床大全》

黑芝麻鸡蛋治血小板减少性紫癜

【配方及用法】黑芝麻 30 克(捣碎)，鸡蛋 2 个(去壳)，加适量白糖或少许食盐，同煮熟分 2 次服。每天 1 剂，连服 10 天。

【引自】《广西中医药》(1978 年第 4 期)、广西中医学院《广西中医药》增刊(1981 年)

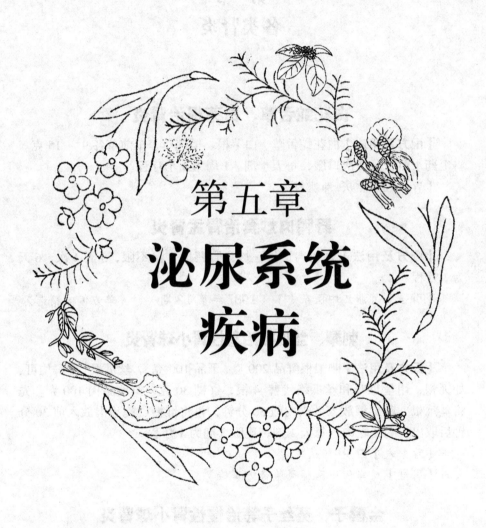

第五章
泌尿系统
疾病

第一节
各类肾炎

白花蛇舌草、白茅根治肾炎

【配方及用法】白花蛇舌草、白茅根、旱莲草、车前草各 9 ~ 15 克。将上药水煎，分 2 次口服，每天 1 剂。1 周为 1 个疗程。

【荐方人】重庆 邓明材

野鸭肉炒食治肾盂肾炎

【配方及用法】野鸭肉适量。炒食野鸭肉，量不限，3 天 1 次，6 天为 1 疗程。

【引自】《浙江中医杂志》（1987 年第 12 期）、《单方偏方精选》

刺梨、丝瓜根治急性肾小球肾炎

【配方及用法】刺梨根鲜品 200 克（干品 100 克），丝瓜根（干鲜均可，如无根，用丝瓜叶和丝瓜络代替）4 根，红糖 30 克，鲜瘦猪肉 100 克。先将丝瓜根、刺梨根放入砂锅内煎 30 分钟，再将红糖、瘦猪肉放入煎 30 分钟后取出，喝汤吃肉，每天 1 剂，连服 3 剂为 1 疗程。

【荐方人】四川 杨从军

【引自】《当代中医师灵验奇方真传》

金樱子、菟丝子等治慢性肾小球肾炎

【配方及用法】金樱子、菟丝子、女贞子、枸杞子、车前子、丹参各 20 克，党参、公英、赤小豆各 30 克，萆薢 15 克。将上药水煎 2 遍，取汁 500 ~ 600 毫升，日服 2 次，每天 1 剂，20 天为 1 疗程，连服 4 ~ 6 个疗程。气虚加黄芪 30 ~ 60 克；血虚加首乌 30 克，当归 10 克；浮肿加泽泻 20 ~ 30 克，大腹皮 15 克；阳虚加附子 6 ~ 12 克。

【荐方人】山东 王宙田

【引自】《当代中医师灵验奇方真传》

大戟煎汁顿服治肾小球肾炎

【配方及用法】取手指大小的大戟 2 ~ 3 枚 (10 ~ 30 克)，上药刮去外皮，以瓦罐煎汁，顿服，服后多出现呕吐及腹泻水液。间隔数天再服，剂量及间隔时间视患者体质及症状灵活掌握。个别气血虚衰患者，于水肿消退大半后，用大戟复方 (大戟、锦鸡儿、丹参各 15 ~ 30 克) 轻剂缓服，需 40 ~ 50 剂。

【引自】《浙江中医药》(1997 年第 5 期)、《单方偏方精选》

用猪尿泡、茴香子熬水喝治肾炎

【配方及用法】茴香子 150 ~ 250 克，猪尿泡 1 个 (内带尿)。将茴香子装在猪尿泡里面，挂在阴凉处风干 (最好经过一个夏天)。用时，用水煎熬，喝水，每剂熬 3 次。

【荐方人】辽宁 高元良

用猪胃大蒜治肾炎

【配方及用法】猪胃 1 个，紫皮独头大蒜 7 头。将猪胃洗净，紫皮独头大蒜剥皮后放猪胃内，然后将猪胃放锅中煮至烂熟，吃肉蒜，喝汤，一次或多次吃完均可。

【荐方人】安徽 王影

【引自】广西科技情报研究所《老病号治病绝招》

用白茅根治肾炎

【荐方由来】1961 年，我患上肾炎，住院治疗几个月，病情有所控制，但未能根治。出院以后，长期服中药治疗，但小便化验总是有蛋白、红细胞、白细胞和颗粒管型。

听人说，此病叫做富贵病，无特效药可治，只能吃中药慢慢调养。我真有些灰心了，认为病治不好，时间拖长了，可能会成尿毒症。后来，一位朋友告诉我，白茅根可以治肾炎，于是，我让住在乡下的弟弟替我挖了些白茅根，足有十多千克。

当时，我在一所省属重点高中教书，一个人，煎药不方便，于是我就在蒸饭罐里放 100 克白茅根另加 300 克水蒸制，每天将蒸制的汤分 2 次服下。服 1 个月左右，效果出现了，水肿消退了。后来继续服了 3 个月，化验小便，蛋白、颗粒管型消失了，病痊愈了。

30 年过去了，我的肾炎没有复发过。看来，白茅根真的能根治肾炎病。

【备注】服药应当有耐心，应根据自己的病情决定服药的时间和剂量。

【荐方人】齐斌

【引自】广西科技情报研究所《老病号治病绝招》

水煎山楂可治肾炎

【配方及用法】山楂 90 克 (1 日量)，水煎，分 3 次服，连服 7 日。

【荐方人】河北 裴开田

【引自】《陕西新医药》(1995 年第 1 期)、《单味中药治病大全》

商陆、泽泻治急、慢性肾炎

【配方及用法】商陆 6 克，泽泻 15 ~ 30 克，生韭菜 12 ~ 180 克。用清水浓煎温热服。上药为成人一日量，小儿按年龄酌减。急性肾炎可单用上方；亚急性肾炎于方内加茯苓皮 31 克，五加皮 15 克；慢性肾炎加黄芪 31 克，木瓜 15 克；营养性浮肿加薏米 62 克。一般服 4 ~ 10 剂即可愈。

【引自】广西医学情报研究所《医学文选》

用活鲫鱼、大黄治急、慢性肾炎

【配方及用法】活鲫鱼 2 条 (每条 30 克以上)，地榆 15 ~ 30 克，鲜土大黄 9 ~ 15 克。将鱼洗净，与上述中药同煮沸，睡前半小时或 1 小时吃鱼喝汤。每天 1 剂，3 ~ 5 剂为 1 疗程。

【备注】愈后百日内不得吃公鸡、鲤鱼。

【引自】《四川中草药通讯》(1977 年第 1 期)、广西中医学院《广西中医药》增刊 (1981 年)

用翘芩四皮汤治急性肾炎

【配方及用法】连翘 30 克，黄芩 10 克，茯苓皮 30 克，桑白皮 15 克，大腹皮 15 克，冬瓜皮 30 克，桔梗 10 克，泽泻 15 克，车前子 30 克，益母草 30 克。成人每天 1 剂，水煎服，儿童酌减药量。表证明显者去黄芩加二花 30 克，麻黄 8 克，浮萍 10 克；热重血尿者重用连翘、黄芩量，另加生地、元参、小蓟、白茅根；湿重浮肿严重者减黄芩、连翘量，重用四皮；血压高者加生地、元参，过高者加钩藤、夏枯草、珍珠母。

【荐方人】陕西　钱嘉颖

【引自】《当代中医师灵验奇方真传》

猪苓、茯苓可治急、慢性肾炎

【配方及用法】猪苓、茯苓、白术、泽泻、桂枝、桑皮、陈皮、大腹皮、茯苓切皮各 10～15 克，小儿酌减。水煎服，每天 1 剂。

【功效】化气利水，健脾祛湿，理气消肿。

泽漆、泽泻等可治急性肾炎

【配方及用法】泽漆、泽泻各 30 克，半夏、紫菀、白前各 12 克，黄芩、茯苓、白术各 15 克，桂枝、甘草各 6 克，生姜 5 片。加减：浮肿明显者加大腹皮 15 克，茯苓皮 20 克；血尿严重者加白茅根、仙鹤草各 30 克；尿蛋白"+++"以上者加芡实、金樱子各 30 克；血压偏高者加石决明 30 克，钩藤 15 克；恢复期去黄芩加生黄芪、菟丝子各 30 克，枸杞、党参各 15 克。每天 1 剂，水煎服，2 周为 1 疗程。

【引自】《四川中医》（1991 年第 11 期）、《实用专病专方临床大全》

芪玉汤治肾炎蛋白尿

【配方及用法】黄芪、玉米须、糯稻根各 30 克，炒糯米一撮。上方煲水代茶饮，分数次服，每天 1 剂，切勿间断，连服 3 个月。蛋白消失后，第 4 个月开始可隔 1～2 天服 1 剂，忌食盐、油炸物。

【荐方人】广东　梁泉健

【引自】广西医学情报研究所《医学文选》

用蜈蚣粉鸡蛋治肾炎蛋白尿

【配方及用法】将新鲜鸡蛋打一小口，把蛋清和蛋黄搅匀，将1条蜈蚣捣末后放入有口的鸡蛋内再搅匀，蒸15分钟即可，取出食用。一天服1个蜈蚣鸡蛋。

【荐方人】陆博学

牛蹄角质片熬水喝治慢性肾炎

【配方及用法】牛蹄（即牛蹄的角质部分）1只，除去泥土，用利刀切成薄片。用1/4的牛蹄，加水三碗，水煎，煎至一碗水时，去渣温服。两天1次，晚饭后服。

【荐方人】河南 张尚兴

老生姜、大枣可治急慢性肾炎

【配方及用法】老生姜500克，大枣500克，红糖120克，黑、白二丑20克。将生姜去皮捣烂，取汁；红枣煮熟去皮、核；二丑研碎成面。将4味同放入碗内拌匀，在锅内蒸1小时后取出，分为9份，每次1份，每天3次。连服2剂即可见效。服药期间，严禁吃盐。

【备注】服时均匀嚼烂；禁酒和高脂肪及对胃有刺激性的食物；服用此药停用其他中药；孕妇禁服。

【荐方人】河南 杨传启

第二节
尿血、尿路感染

生地龙汁治尿血有特效

【配方及用法】活地龙（即从地里刚刨出来的活蚯蚓）40 条，生大蓟 150 克，白糖 150 克。把活蚯蚓洗去泥土，置清水内加入 3 ~ 5 滴食用油，让蚯蚓吐出腹中泥土，如此反复两次，至腹中黑线消失呈透明状为止，然后将蚯蚓放置干净钵子内，撒上白糖，不久蚯蚓即化成糖汁。另取生大蓟 150 克，加水煮沸 10 ~ 15 分钟，趁滚沸时倒入活蚯蚓化成的糖汁即成。让病人空腹服，趁热尽量多饮。

【荐方人】何耀荣

生地、茯苓等可治尿血

【荐方由来】本方是家父梁燕楼（名老中医）传授的验方，用此治疗尿血症患者 24 人，均获显著疗效，随访 2 年无复发。

【配方及用法】生地 50 克，茯苓 30 克，丹皮 12 克，泽泻 15 克，白芍 20 克，旱莲草 25 克，黄柏 10 克，阿胶 15 克（煎药去渣取汁，文火煎阿胶），滑石 20 克，白茅根 20 克，甘草 6 克。水煎服，日服 1 剂，连服 4 剂。

【荐方人】海南　梁天生

【引自】《当代中医师灵验奇方真传》

金银花、蒲公英等治血尿

【配方及用法】金银花、蒲公英各 30 克，马勃、漏芦、大蓟、小蓟各 15 克，白术、茯苓、泽泻各 10 克，红花、丹参、赤芍各 12 克，生甘草 8 克。将上药水煎 3 次后合并药液，分早、中、晚 3 次口服，每天 1 剂，5 剂为 1 个疗程。

【荐方人】四川　周为

柳絮炭末与红糖黄酒冲服可治尿浊带血

【配方及用法】将柳絮火煅成炭性，研为细末 0.6 克，将红糖 200 克溶于 250 克黄酒中，同柳絮炭一次冲服。用本方一次痊愈。

【引自】《中医验方汇选》《中医单药奇效真传》

马齿苋可治尿路感染

【配方及用法】马齿苋干品 120 ~ 150 克 (鲜品 300 克)，红糖 90 克。马齿苋如系鲜品，洗净切碎和红糖一起放入砂锅内加水煎，水量以高出药面为度，煎沸半小时则去渣取汁约 400 毫升，趁热服下，服完药盖被出汗。如属干品则需加水浸泡 2 小时后再煎，每天服 3 次，每次煎 1 剂。

【引自】《新中医》（1979 年第 4 期）、《单味中药治病大全》

龙葵蔗糖水治急慢性尿路感染

【配方及用法】龙葵 500 克，蔗糖 90 克。将龙葵晒干切碎，加水 4000 毫升，煮沸 90 分钟后过滤取汁，滤渣再煎沸 1 小时后取汁去渣，然后把 2 次药液合并过滤，浓缩至 1000 毫升，趁热加入蔗糖溶解并搅匀，每次服 100 毫升，每天 3 次，5 天为 1 疗程。

【引自】《四川中医》（1987 年第 5 期）、《单味中药治病大全》

用竹叶红糖水治尿路感染

【配方及用法】竹叶 1 克，红糖适量，熬成一大碗喝下，立见功效，3 ~ 5 碗病痊愈。

【引自】《晚晴报》（1997 年 3 月 1 日）

第三节
尿失禁、尿频

异搏定治急迫性尿失禁

【配方及用法】异搏定 40 毫克，口服，每日 3 次，7 天为 1 疗程。

【引自】《实用西医验方》

猪膀胱治小便失禁

【配方及用法】将新鲜猪膀胱洗净，不加盐煮熟，每天吃 3 次，每次吃 15 ~ 30 克。连续食用十天至半个月，此症便可明显好转或痊愈。如若患病较重，可再多吃三五日，其疗效十分显著。

【荐方人】高云阁

【引自】《老年报》（1996 年 7 月 20 日）

益智仁、桑螵蛸治老年性小便失禁

【配方及用法】益智仁(打碎)25 克，桑螵蛸 15 克，菟丝子 30 克，龙骨(先煎)25 克，牡蛎(先煎)20 克，山萸肉 25 克，山药 30 克，五味子 10 克，乌药 25 克。将上药加水 400 毫升，水煎 30 分钟，取汁 200 毫升；二煎加水 300 毫升，取汁 150 毫升，二煎混合，每天服 2 次。气虚者加党参、黄芪、升麻，肾阳虚者加肉桂、附子。具体剂量请遵医嘱。

【荐方人】黑龙江　王玉洁

【引自】《当代中医师灵验奇方真传》

党参、黄芪等治尿频

【配方及用法】党参、黄芪各 20 克，生大黄（后下）、车前草、茯苓、山药、泽泻、川黄连、白术各 10 克，生甘草 8 克。将上药水煎，分 2 ~ 3 次口服，每天 1 剂。5 剂为 1 个疗程。

【荐方人】江西　万春来

火麻仁、覆盆子等治尿频

【配方及用法】火麻仁、覆盆子各 15 克，杏仁、生白芍各 9 克，生大黄 6 克，枳壳、厚朴各 5 克，桑螵蛸 12 克。将上药水煎，分 2 次服，每天 1 剂。

【荐方人】新疆　朱奉慧

蒲公英、半枝莲等治尿频

【配方及用法】蒲公英、半枝莲各 20 克，茯苓、怀山药、木通、泽泻、五味子各 12 克，甘草 10 克。将上药水煎 3 次后合并药液，分早、晚两次口服。5 剂为 1 个疗程。若气血两虚者，加生黄芪、全当归、何首乌各 20 ~ 30 克；若腰膝酸软无力者，加川续断、杜仲、狗脊、怀牛膝各 10 ~ 15 克。

【荐方人】浙江　胡英霞

服杜仲治尿频

【荐方由来】我退休后患尿急、尿频，曾用玉米须煮汤饮服，效果很好。但到冬天无玉米须，我就用 500 毫升白酒，30 克杜仲，浸泡 24 小时以上，每次服药酒 30 克，效果也很好。另外，我过去腰膝疼，喝了药酒后，也很有效。《本草纲目》介绍："杜仲为补肾壮腰脊之药物，可补中益气，治腰膝疼及小便余沥。"故杜仲药酒对此病有效。

【荐方人】北京　张济川

第四节
尿闭（癃闭）

用鲜葱白加白矾治尿闭

【荐方由来】我老伴今年66岁，年老多病身体很不好，主要患有心脏病。在前年住院时，医生又说她患有严重的糖尿病。

去年3月份的一天晚上，病又犯了，把她折腾得在床上乱滚，坐着不行，躺着也不行，肚子越憋越大，上厕所蹲着不但不排尿，反而还往上抽，把我急得团团转。我想这一定是不能排尿所致。于是，我把在旧书摊上买来的一本《中草药土单方汇编》找了出来，翻到小便不通一章节，一验方写着：鲜葱白、白矾各15克，用法是共捣烂，敷在肚脐上。

我立即将这两样药找齐，放在捣蒜缸中，捣成糊状，摊在纱布上，下部托上薄塑料布，敷在老伴的肚脐上。真灵，不大一会儿（约有半个小时），她去厕所，这回小便顺利地排下了，病好之后至今未犯。

【荐方人】辽宁　高金生

用生大蒜与生猪油治老年尿闭

【配方及用法】取生大蒜1瓣（剥去衣皮）和生猪油少许捣烂，用纱布（或消毒布片）包扎，敷在肚脐上，当天敷贴，小便即通畅。如果小便通后，尿流频频，即取金樱子（根）25克，用水煎服，小便就会正常。

【荐方人】浙江　金昌礼

用蟋蟀治小便不通

【荐方由来】我是某敬老院的老人，今年85岁，曾于1992年秋得了小便不通的病，两次治疗均未见效，后来敬老院服务员说，《辽宁老年报》三版有一偏方治小便不通。没等我回敬老院，几位服务员就到山上找了3个蟋蟀，焙干研末，让我用白开水冲服。20分钟后，明显见效。

【荐方人】四川　赵江海

用葱白胡椒敷脐治小便不通

【配方及用法】葱白1根（约10厘米长），白胡椒7粒，共捣烂如泥，填敷肚脐上，盖以塑料薄膜，胶布固定。

【引自】《老人报》（1996年第7期）

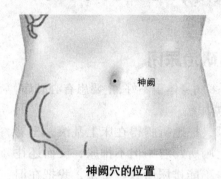

神阙

神阙穴的位置

用矾盐散外治老年尿潴留

【配方及用法】白矾60克，研末与食盐30克搅匀调成药散后，湿敷神阙穴（位于脐窝正中）。

【荐方人】李子云

【引自】《老年报》（1996年5月7日）

单用田螺治癃闭

【荐方由来】1994年3月，我患了癃闭，出现尿频、尿急和滴沥不畅的毛病，经B超检查，前列腺已达5.8厘米×4.5厘米，成为Ⅱ度肥大，质硬。虽经中西医多方治疗，但总是预后不良，反跳不休，有时甚至发生尿路阻塞，只得靠插管导尿，弄得心神不宁，狼狈不堪。到了5月，我的一位老友（退休中医师）推荐一个小方让我试用，我按方治疗不到半月，病竟然奇迹般痊愈了。

【配方及用法】取大田螺1个，剥壳后，连屎带肉加食盐少许共捣如泥敷脐上，外贴麝香止痛膏1张，每次敷60分钟，隔天换药1剂。

【荐方人】四川 唐珙

黄芩、桑白皮等可治癃闭

【配方及用法】黄芩24克，桑白皮15克，麦冬、山栀、木通各10克，黄连6克，车前子（布包）18克，竹叶3克，王不留行15克。上药共煎30分钟，约300毫升，隔4～8小时服1剂，同时用生半夏少许研面，水泛为丸，绿豆大小入鼻取嚏。

【荐方人】山西 冯曙光

【引自】《当代中医师灵验奇方真传》

宣化汤治癃闭有神奇疗效

【配方及用法】炙枇杷叶(布包)、豆豉、郁金各12克,车前子(布包)、紫菀各15克,川通草、上官桂各5克。上药水煎每天1剂,早、晚各1次。

【荐方人】江苏　薛其祚

【引自】《当代中医师灵验奇方真传》

干蝼蛄治疗尿潴留疗效甚佳

【配方及用法】干蝼蛄5克,研末温开水送服。

【功效】治疗36例均有效。服药1次见效者32例,其中,1小时内排尿畅通者10例,1~2小时排尿畅通者16例,2小时后排尿畅通者6例;重复3次服药后排尿畅通者4例。用本法治疗均未发现毒副作用。

【荐方人】江苏　翟锦芳

【引自】《江苏中医》(1997年第7期)

大蒜、蝼蛄可治癃闭

【配方及用法】大蒜2瓣,蝼蛄7个。将上两味捣烂如泥,贴脐中,约半小时,小便即通。

【引自】《小偏方妙用》

第五节
乳糜尿（白浊尿）

山楂碾末为丸可治乳糜尿

【荐方由来】一位姓何的老妇，65岁。1983年8月4日初诊，患血丝虫乳糜尿史19年。经中西药物多方面治疗，但乳糜尿迁延不愈。近月来病情加剧：每溲均作乳糜状，混浊如浆，晨起为甚，无涩痛感；多食油腻则脘腹胀闷，便溏不实，尿浊加深；伴见面目虚浮，四肢酸软，舌淡，苔白腻，脉细缓。尿化验：乳白色浑浊，蛋白"+++"，乳糜定性"+++"。辨证为脾胃气滞，脾不化精，脂膏下流。治以健脾行滞，消导分清，处方单用山楂碾末为蜜丸。每日90克，分3次服，服至半月，小便日渐清澈，乳糜尿完全消失，腹胀改善，饮食较佳。晨尿连检多次均为正常。停药随访2年未见复发。

【引自】《上海中医杂志》（1987年第8期）、《中医单药奇效真传》

用银杏桂圆可治乳糜尿

【荐方由来】1993年，我妻子患了乳糜尿，小便呈豆浆状，用多种方法治疗不见效，发展为糜血尿，尿中红细胞"++++"，医生建议用手术方法疏通肾周围被阻塞的淋巴管。虽然我听说手术效果不确定，但仍准备作最后一拼：一方面四处筹款，另一方面想点子给她补身子。我每天早晨剥五六个银杏果、五六个桂圆，再加约15克枸杞子，约15克冰糖共煮后给她空腹吃下。约20多天，妻子突然发现她的小便变清。我很惊喜，又给她连着吃了20天左右。至今已过了一年半，妻子的乳糜尿未复发过。

我怀着好奇心查找有关资料，得知银杏可补心养气，益肾润肺；桂圆可补心养气，开胃健脾；枸杞子能滋肾润肺，治肝肾气上述诸味并用，相得益彰。

【荐方人】益民

【引自】《老年报》（1996年11月5日）

豆鸡蛋清可治尿白浊病

【荐方由来】1947 年，辽宁达力白同伙伴 3 人去热河办事，其中 1 伙伴途患白浊，3 日不得动弹。后一位大娘告诉：用大豆 7 粒，同鸡蛋清一起煮熟吃了便好。照此服用，病真的好了。

【引自】《蒙医妙诊》

射干煎服可治乳糜尿

【配方及用法】射干适量。病程长及体质壮实者，用射干 20～25 克；病程短及体弱者，用射干 12～15 克，煎水适量，每日分 3 次服。病程长者，酌加川芎 9 克，赤芍 12 克；乳糜血尿者，酌加生地 15 克，仙鹤草 15 克。

【备注】用射干治疗乳糜尿古今本草书籍虽未载，但民间有此单方。用法是射干约 10 克，切细，与鸡蛋一个搅匀，再加糯米酒一杯（约 50 毫升），久蒸。日服 3 次，连服 7 天。疗效亦肯定。射干苦寒，脾虚便溏者不宜使用，孕妇忌用或慎用。

【引自】《中医杂志》（1986 年第 11 期）、《单味中药治病大全》

当归、川牛膝等可治乳糜尿

【配方及用法】当归、川牛膝各 15 克，黑、白丑各 3 克，冰片（冲）3 克。将上药先用清水浸泡 30 分钟，再煎煮 20 分钟，每剂煎两次，将两次煎出的药液混合共约 300 毫升，分早、晚 2 次温服。腰酸乏力者，加首乌、枸杞、黄芪各 15 克。

【荐方人】甘肃　周斌

【引自】《当代中医师灵验奇方真传》

第六节
泌尿系统结石

金钱草、鸡内金等可治肾结石

【配方及用法】金钱草、鸡内金各30克，海金沙25克，石苇、冬葵子、当归、川芎、三棱、莪术、黄柏、泽泻各20克，枳壳、甘草各15克。将上药冷水浸泡30分钟后，文火水煎20分钟取汁300毫升，分3次服。腰酸痛者加山萸肉、杜仲各20克，有积水者加猪苓、茯苓皮各30克。

【荐方人】黑龙江 赵淑兰

【引自】《当代中医师灵验奇方真传》

鸡内金粉治肾结石

【方法】将鸡内金烤干，研成粉末，取15克倒入杯内，冲300毫升开水，15分钟后即可服用。早晨空腹服，一次服完，然后慢跑步，以助结石排出。

【引自】《湖南中医杂志》（1986年第3期）、《中医单药奇效真传》

金钱草、白茅根可治肾结石

【配方及用法】金钱草15克（鲜药31克），白茅根62克，地骨皮46克，兑水2～2.5千克，水煮沸后文火煎10～15分钟，滤出汁液，放温后代茶饮。一次饮不完，装进保温瓶里，每天饮数次。每剂药煎两次，煎第二次时适当少添些水。每天1剂。菠菜子1.5千克，放锅内文火焙黄，研面过罗干吃或温开水冲服。每天3～4次，服62～93克，7天为1疗程。轻者1个疗程，重者2个疗程。若无特殊情况，一般不超过3个疗程，即可治愈。

【备注】患者服药期间忌房事，忌食生冷和荤腥食物，宜多休息，多吃素食和新鲜蔬菜。

【引自】《中医药信息报》

滑石木通可治肾结石

【配方及用法】滑石 20 克，木通 6 克，金银花 10 克，车前草 12 克，金钱草 15 克，海金沙 15 克，瞿麦 10 克，泽泻 10 克，萹蓄 10 克，甘草 10 克，生地 10 克。将上药水煎服，每天 1 剂，分 3 次服，连服 5 剂为 1 疗程。一般经 2～3 个疗程，肾结石病可愈。

【备注】在进行中药治疗的同时，每天大量饮水，并在楼梯上或平地上多跳动，促使结石化小和排出。

【荐方人】湖南　谢长文

【引自】《农家科技》（1997 年第 10 期）

金钱草、海金沙等可治疗泌尿系统结石

【配方及用法】金钱草 50 克，海金沙 30 克，鸡内金 20 克，石苇 20 克，滑石（包煎）30 克，大黄（后入）10 克，丹参 30 克，木通 10 克，芒硝（冲服）5 克。腰痛甚加杜仲 20 克，白芍 20 克；血尿加茅根 20 克，小蓟 20 克，减去丹参 30 克；排尿痛加瞿麦 25 克，郁金 15 克；腹泻去大黄 10 克，芒硝 5 克。煎服方法：加清水 1500 毫升，浸泡 1 小时，文火煎 30 分钟，取 200 毫升药液；二煎加清水 1700 毫升，煎成 200 毫升，两煎药液混合，早、晚各空腹服 200 毫升药液，芒硝冲服。

【荐方人】黑龙江　张淑芝

【引自】《当代中医师灵验奇方真传》

核桃仁可治胆肾结石

【配方及用法】核桃仁 50 克（生、熟各一半碾成粉），冰糖粉 50 克，熟香油 50 克（菜油、花生油均可）。服时将三样混合成糨糊即可，每天早、晚各服一半。服完后，仍按上述配方继续配食。

【荐方人】云南　何思问

金钱草、胡桃肉等治泌尿系统结石

【配方及用法】四川大叶金钱草、胡桃肉各 50 克，生地、冬葵子、滑石（包煎）、炒车前子（包煎）、川牛膝各 25 克，瞿麦、净芒硝（另包，分 3 次服）各 20 克，石苇 15 克，生甘草 10 克。每天 1 剂，水煎分 3 次服。此外，芒硝、海金砂各 100 克，琥珀 30 克，硼砂 20 克，研成极细末，每天 5 克，分 3 次服。

【荐方人】河南 马英才

金钱草、海沙藤可治尿路结石

【配方及用法】取金钱草、海沙藤各60克，鸡内金15克，每天1~2剂，加水煎汤代茶频饮，可大增尿量和稀释尿液，能加强对结石的冲刷力，使结石缩小排出体外。本方适合治疗不需手术的输尿管、膀胱等尿路结石。

【荐方人】潘彦清

【引自】《家庭保健报》（1997年7月1日）

鸡内金治尿路结石

【配方及用法】鸡内金1个。将鸡内金晒干，捣碎，研末，白水送服。每日1次，可连续服用。

【功效】化石通淋。

鹿角霜治尿路结石

【配方及用法】鹿角霜30克，菟丝子、鸡内金、石苇、海金沙、白芍各12克，生甘草梢、王不留行各9克，琥珀1克（吞），金钱草15克，乌药、桃仁各6克。水煎服，每天1剂。

【功效】温肾壮阳，排石活血，化淤通络。

睡前饮牛奶防治胆结石

【配方及用法】全脂鲜牛奶1杯。牛奶加热，睡前顿服。

【功效】可有效防止胆结石的形成。

火硝滑石治疗泌尿系统结石

【配方及用法】火硝6克，滑石18克。在铁勺上放纸张，把火硝倒在纸上，不让其接触铁器，放在文火上炒黄。炒黄的火硝与滑石置入药煲中，加水一大碗，煎服10分钟，倒出药汁服用，每天1剂，每天服2次，连续服用至尿石排出为止。

【荐方人】广西 王唯懿

鲜杉树脑头可治尿道结石

【荐方由来】我今年60岁，1980年患尿道结石症，每次小便疼痛难忍。后来经一位老太太传方，用36个新鲜杉树脑头，加红糖、白糖各100克，用水2碗煎服，连服三四天，半粒绿豆大的尿道结石就从小便中排出来了。

【荐方人】浙江 王星田

【引自】广西科技情报研究所《老病号治病绝招》

杉树枝脑头可治尿道结石

【配方及用法】用杉树枝尖脑头鲜枝叶36个（约120克左右），加入红糖、白糖各60克，用水3碗煎熬成1碗温服。每天2次，连服3～5日。

【备注】结石从尿道中排出，排石时阴茎头有触电似疼痛。结石排出后，一切正常，永不复发。

车前子、木通等可治泌尿系统结石

【配方及用法】车前子20克，木通、大黄、甘草各10克，滑石15克，白茅根30克，金钱草50克。将上药水煎服，早、晚各服1次，每天1剂。结石在肾脏者加生地、枸杞子各20克；结石在输尿管及膀胱者加白术12克，桂枝6克，猪苓9克。

【荐方人】辽宁 郑福春

【引自】《当代中医师灵验奇方真传》

郁金、金钱草等可治泌尿系统结石

【配方及用法】郁金30～60克，金钱草30克，石苇15克，滑石15克，海金沙15克，生鸡内金15克，生地12克，萹蓄12克，瞿麦12克，车前子12克，冬葵子12克，川牛膝10克。每天1剂，水煎服。

【引自】《陕西中医》（1986年第6期）、《单方偏方精选》

第七节
其他泌尿系统疾病

生山楂煎服治尿痛

【方法】生山楂 90 克，水煎服。

【引自】《浙江中医杂志》（1992 年第 5 期）、《中医单药奇效真传》

鲜金钱草取汁服治尿道刺痛

【配方及用法】鲜金钱草 150 克。将鲜金钱草洗净，绞取汁服用，每天 2 次。

【备注】金钱草以其颜色金黄，形似铜钱而得名，有清热利尿，消肿解毒之效用。据元朝《巴东志》记载："王村一老妇患了热淋证，小腹拘急疼痛，小便次数增多，尿道刺痛。有一民间草医，用新鲜金钱草一把绞汁，让老妇服下，每天 2 次，3 天而愈，人们皆谓其神药。后人也经常应用，确有效验。"

【引自】《小偏方妙用》

用干姜甘草汤治遗尿

【配方及用法】干姜、甘草、夜关门各 30 克，台乌、益智仁、白术各 10 克。将上药用冷水浸泡 20 分钟后，文火煎 30 分钟，取汁约 300 毫升，1 天 3 次，2 天 1 剂。

【荐方人】四川 吴甫兴

【引自】《当代中医师灵验奇方真传》

五味子、胡椒可治愈遗尿

【配方及用法】五味子、胡椒、故纸各 6 克。将上三味共为细末，糊在肚脐上，胶布封闭，每天换 1 次，4 天为 1 疗程，若见效，连续服二三次即愈。

【荐方人】河南 燕国龙

覆盆子、金樱子治遗尿

【配方及用法】覆盆子、金樱子、菟丝子、五味子、仙茅、山萸肉、补骨脂、桑螵蛸各60克，丁香、肉桂各30克。将上药共研细末装瓶，防止挥发漏气失效。取药粉约1克，倒满病人肚脐眼，滴1~2滴酒精或高粱酒后，再贴上暖脐膏药（药店有售；烘时不可太热，防止烫伤皮肤）；也可用薄层棉花或纱布一层覆盖，外加塑料薄膜贴上胶布条。每3天换1次。也可同时口服药粉，每天早、晚各1次。3~10岁每次3~5克，10岁以上每次5~6克。剂量亦可按病人体质或病情，酌情增减。口服药粉时，可加些白糖调拌后服下。

【引自】《中医杂志》（1994年第4期）、《实用专病专方临床大全》

生龙骨鸡蛋可治遗尿

【配方及用法】取生龙骨30克水煎，用此药汁煮鸡蛋2个；第二次亦用龙骨30克，同前一次煮后之龙骨同煎，仍用此药汁煮2个鸡蛋；以后各次均按上法煎。约200克龙骨煮12个鸡蛋为1疗程剂量。3~8岁每天吃1个龙骨煮鸡蛋，8岁以上每天可吃2个龙骨煮鸡蛋。

【荐方人】赵燕

芡实、桑螵蛸等治遗尿

【配方及用法】取芡实30克，桑螵蛸15克，硫黄90克，葱10棵，共捣为泥，存放在洁净的玻璃瓶里备用，一般存放7天为限。不论成人与小儿，每晚睡前用75%的酒精棉球将肚脐及其四周腹壁消毒，然后将药摊在肚脐周围，再用绷带绕腰缠紧固定，次日早晨取下，第二天晚上，仍按前法使用。

【荐方人】林健

【引自】《老年报》（1997年8月28日）

兰花草可治尿毒症

【配方及用法】兰花草（草本植物，生长在浙江、安徽一带，秋天常开蓝色小花朵）、老葫芦根（小孩手掌大的一块，越成越好）。老葫芦根放在瓦罐里加水煎煮，汁越浓越好；将大拇指大的兰花根切成小片（像西药片一样），放在葫芦汁内一起煎煮至一小碗后喝汤。每日3次，每次一小碗。患者服药后，泻得快，消毒快，消肿消炎快，治愈率高。

【备注】①由于服药后泻得快，一定要让患者多饮水，以防失水。②由于药物对每个患者发挥的作用不一样，临床差异也很大。个别患者服用此方后，将出现恶心、呕吐、流涎、肌肉颤动、昏迷、神志不清、呼吸困难等现象，中毒深者将会有生命危险。一旦有这类情况应立即停止用药。③由于此药毒性大，危险性也大，患者必须在医院服用。④此方适用于慢性肾炎引起的尿毒症，但有心脏病等并发症的患者禁用此方。

【荐方人】江苏 陈屏

蛇舌草、六月雪等可治尿毒症

【配方及用法】蛇舌草30克，六月雪30克，生大黄7～10克。煎成200毫升，保留灌肠。同时推注"醒脑静"，每次2克，加50%葡萄糖40毫升缓注，每6小时1次，一般次日神志即清，呕吐亦止，则改为每天2次，继用3日，并予温肾解毒，活血利水之品。处方：熟附子10克，生白术20克，姜半夏10克，紫丹参30克，六月雪30克，插插活30克，党参15克，绿豆30克，半枝莲30克，黄连2克，另用益母草120克煎汤代水煎药，每天1剂。加减法：肌酐，尿素氮不下降者，加白金丸（包煎）6克；皮肤瘙痒者加白藓皮、地肤子各30克；病情稍见稳定后，即重用黄芪90克，以益气利水。若尿量少者，另用大黄8克，合成牛黄1克，研细末，装胶囊，每次服4粒，每天2次。

【备注】方中"插插活"为忍冬科接骨木属植物，甘苦平，有祛风湿、通筋络、活血止痛、利尿消肿功用。

【荐方人】苏州 凌长发

【引自】《当代中医师灵验奇方真传》

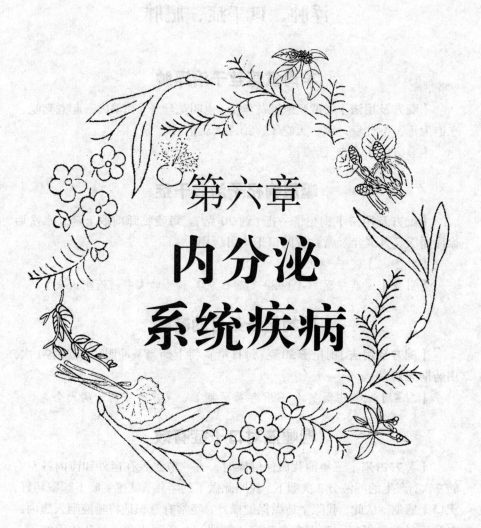

第六章
内分泌
系统疾病

第一节
浮肿、口干症、肥胖

羊肉煮菟丝子治浮肿

【配方及用法】用黄豆地里黄丝子(也叫菟丝子)和羊肉一起煮熟吃,吃饱为止,不计量,第一天吃了,第二天就消肿。

【荐方人】辽宁 张海莲

嚼服枸杞子治口干症

【配方及用法】枸杞子一把(约30克)。每晚临睡前取上药,水洗后徐徐嚼服。凡老年经常性夜间口干均可应用。

【荐方人】辽宁 罗振亚

【引自】《新中医》(1989年第6期)、《单味中药治病大全》

喝枸杞子茶可助减肥

【配方及用法】枸杞子30克(每日量)。将上药当茶冲服,早、晚各1次,用药期无禁忌。

【引自】《新中医》(1988年第7期)、《单味中药治病大全》

咽唾液对口干症有效

【荐方由来】三年前我做保健操时,有一节是舌在齿外和齿内各左右转9次,产生的唾液分3次咽下。我照此做了约半年,就感觉晚上睡眠特好,无口干感觉。从此,我除坚持做保健操外,经常有意识地将唾液咽入腹内,自我感觉效果极好。我现在食欲好,精神好,睡眠正常,前几年得的冠心病也好了(已有三年不吃药)。

【功效】唾液中含有多种促进健康的有效成分,具有抗菌,助消化,滋润口腔、咽喉及胃肠道的作用。

【荐方人】张淑林

【引自】《晚晴报》（1997年3月12日）

山楂泡茶饮可助减肥

【荐方由来】我老伴今年72岁，胖得连走路都不方便，减食也不生效。今春听一个亲戚说用山楂泡茶喝可减肥，于是抱着试试看的想法，买了1.5千克山楂开始泡茶喝。喝了1个多月觉得有效，现在已喝了4个月，感觉行动各方面利索多了。

【方法】山楂片每次泡20多片。冷天泡1次喝2天，热天泡1次用1天，最后把山楂吃了。不能间断，每天不定量，想喝就喝，最好有意识多喝点。

【荐方人】河南 曲海岳

口服苦硫糖可助减肥

【配方及用法】硫酸镁5克，红糖20克为1份，包100包，放在避阴干燥的地方备用。每日晨起服1包苦硫糖，连服100天，体重可下降3千克。

【功效】硫酸镁有强烈的苦、涩味，有分解脂肪的能力，可减少脂肪的吸收，排出过多的水分。

荷叶茶可助减肥

【配方及用法】荷叶15克(如有新鲜荷叶则用30克)。将荷叶加入新鲜清水内，煮开即可。每日将荷叶水代茶饮服，连服60天为1疗程，一般每1疗程可减轻体重1～2.5千克，按剂量长期服用疗效更佳。

【荐方人】山东 吴家群

吃生萝卜可助减肥

【荐方由来】我偶从医书中看到，某某因吃生萝卜，不但达到减肥的目的，而且吃萝卜使他戒了烟酒，治好了心绞痛病。我见后仿做，坚持每天生吃半个心里美萝卜，直到现在，已有半年时间，啤酒肚基本没有了，体重减轻了6.5千克，自我感觉轻松多了。而且这种方法不必减食挨饿，每餐只要少吃一点即可。

【荐方人】杨永泉

【引自】《老年报》（1997年11月13日）

第二节
糖尿病

糖尿病，又称"消渴病"。本病是常见的内分泌代谢病之一。典型者出现多尿、多饮、多食、疲乏、消瘦等综合征，严重时可并发酮症酸中毒。发病机制及致病原因尚未明了。化验检查，血、尿糖阳性为诊断重要依据。

山药粥治糖尿病

【配方及用法】山药 40 克，粳米 60 克。将山药切成小块，加粳米和适量的水熬成粥。顿服，1 日 2 次。

【功效】山药味甘、性平，入肺、脾、肾经。它含有黏液蛋白，有降低血糖的作用，是糖尿病人的食疗佳品。

【备注】山药有收涩的作用，故大便燥结者不宜食用，另外有实邪者忌食山药。

【荐方人】广州 邱新诚

黄连等治糖尿病

【配方及用法】黄连 8 克，黄芪 20 克，黄檗 15 克，生地 15 克，煎水服用。

【备注】此为糖尿病的急性期药方。

【荐方人】王润华

葛根降糖

【方一】葛根 30 克，大米 60 克，加水适量，煮粥，早晚各服一次。

【方二】葛根 30 克，白茅根 60 克，加水适量，煮汤，饮服。

【荐方人】孟平

玉米须降糖

【方一】玉米须 30 克，白茅根 40 克，每天 1 剂，水煎服，早晚各一次。

【方二】玉米须 60 克，泡开水当茶饮。

桑叶降糖

【方法】用桑叶 15 克，泡开水当茶饮，每日 1 壶，30 天后有明显效果。

【荐方人】河南　张洛

冷水茶治糖尿病

【配方及用法】茶叶 10 克（以未经加工的粗茶为最佳，大叶绿茶次之）。将开水晾凉，取 200 毫升冷开水浸泡茶叶 5 个小时即可。

【备注】禁用温开水冲泡，否则失去疗效。

【引自】《家庭医生》

煮玉米粒治糖尿病

【配方及用法】玉米粒 1000 克。加水煎煮至粒熟烂。分 4 次服食，连服 1000 克。

【功效】清热，利尿，降低血糖。用治糖尿病尿味带甜、身有浮肿、尿量增多。

【备注】胃寒者应少食。

【引自】《锦方实验录》

苦瓜可疗糖尿病

【配方及用法】取苦瓜 250 克，洗净切碎，水煎半小时，频服，每次一茶杯；或把苦瓜烘干，碾成粉，压成片剂，每片重 1.5 克，每天服 3 次，每次 15 ~ 25 片，饭前一小时服。无副作用。

【荐方人】黑龙江　谭林

【引自】《老年报》（1998 年 6 月 4 日）

红豆杉根炖排骨可治糖尿病

【配方及用法】红豆杉的根（宜兰山上产）250 克，加水 4 碗煎成 1 碗的汤，再以此汤炖排骨，汤与排骨一起服用，每天 1 剂。

【引自】广西医学情报研究所《医学文选》（1988 年第 4 期）

萝卜汁治轻、中型糖尿病

【配方及用法】选红皮白肉萝卜,捣碎取汁100 ~ 500毫升为1次量,早晚各服1次,7天为1疗程,可连服3 ~ 4个疗程。

【功效】清热降火,生津补液,健胃消食,止咳化痰,顺气解毒。

黑木耳、扁豆治糖尿病

【配方及用法】黑木耳、扁豆等份。晒干,共研成面。每次9克,白水送服。

【功效】益气,清热,祛湿。用治糖尿病。

用苞米缨子煎水治糖尿病

【配方及用法】取苞米棒子尖部突出的红缨子100 ~ 200克,用煎药锅加水煎煮,日服3次,每次两小茶杯,不用忌口。连服效果显著。

【荐方人】辽宁 梁殿喜

常食南瓜治糖尿病

【配方及用法】南瓜(番瓜、楼瓜、窝瓜、北瓜)。熟食,或当主食食用。

【荐方人】贵州 刘鸣菊

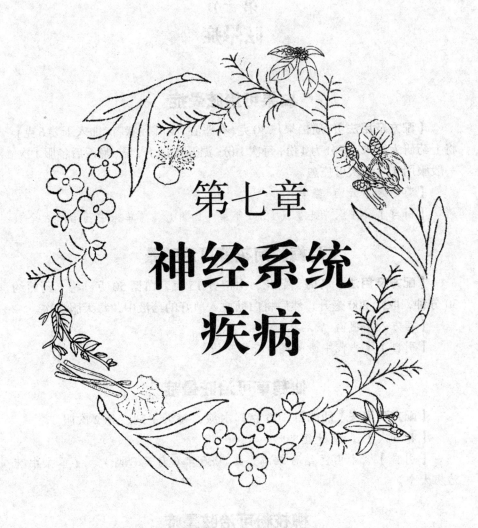

第七章
神经系统
疾病

第一节
眩晕症

白果可治眩晕症

【配方及用法】优质白果仁30克(有恶心、呕吐症状者,加入干姜6克)。将上药研为细末,等分为4份,每次1份,温开水送下,早、晚饭后各服1次。一般服用4～8次可痊愈。

【荐方人】云南 普华

【引自】《中医杂志》(1986年第11期)、《单味中药治病大全》

乌梅、菊花等可治眩晕

【配方及用法】乌梅、菊花、山楂各15克,白糖50克。将上药煎约30分钟,取汁200毫升,然后将白糖放入煎好的药液中,每天服2次。

【荐方人】河南 詹瑞林

【引自】《当代中医师灵验奇方真传》

仙鹤草可治眩晕症

【配方及用法】仙鹤草100克,水煎,每天1剂,分2次服。

【荐方人】江西 叶礼忠

【引自】《中西医结合杂志》(1986年6月第8期)、《单味中药治病大全》

柳枝粉可治眩晕症

【配方及用法】取柳树枝晒干研末备用(最好在清明前后数日采取,阴干,存过冬)。用时,根据辨证选一、二味中药煎汁冲服10克柳树枝粉;若辨为火证,取夏枯草15克;风证,取钩藤30克;痰证,取制半夏12克;瘀证,取丹参15克;气虚取太子参30克;血虚取当归12克;阴虚取女贞子、旱莲草各15克;阳虚取仙灵脾、仙茅各15克,每天1次。

【荐方人】广西　韦保凡

人参、干姜等可治眩晕症

【配方及用法】人参、干姜、蜀椒、饴糖。治眩晕症加法半夏6克、白术9克，水煎服，每天1剂。

【备注】此方出自《金匮要略·腹满寒疝宿食病》篇，是建中补虚名方。笔者运用此方注重"胸中大寒痛"等立方主证，为本方辨证要点，治疗嗜睡、眩晕各1例，均收满意疗效。

荆芥、半夏等可治眩晕症

【配方及用法】荆芥10克，半夏15克，大黄10克，钩藤20克。前2味用清水约400毫升，文火先煎15分钟后入大黄、钩藤，再煎10多分钟去滓温服。

【荐方人】广东　梁如庆

【引自】《当代中医师灵验奇方真传》

党参、法半夏等可治眩晕症

【配方及用法】党参、法半夏各9克，当归、熟地、白芍、白术各30克，川芎、山萸肉各15克，陈皮3克，天麻9克。水煎服，每天1剂。

【荐方人】广西　张泰贵

天麻、熟地等可治眩晕

【配方及用法】天麻、熟地、党参、黄芪各25克，1只童子母鸡（已成熟，未下过蛋的），一起煮熟（注意不放任何调料），分早、晚2次空腹服完，最好是发病时用。

【荐方人】范欣

【引自】《健康指南》（1996年5月第3期）

鸽肉煮天麻可治眩晕症

【配方及用法】活鸽子1只，天麻10克左右。用醋将鸽子灌死，生去羽毛（不用热水烫），去毛后用微温水洗净（不能用热水），然后开腹去五脏，心肝留用，再用水将里边洗净装入天麻，再把开口用线缝住，放在砂锅内加清水（水要多一点），鸽子心肝也放在砂锅内同煮，用文火炖煮（煮时不能加盐和糖），待鸽子肉熟烂，汤已变白色即可。服时喝汤吃肉和天麻。如胃口好可以一次吃完，胃口差分次吃完也可。服 7 只鸽子为 1 疗程，一般 2 个疗程即可愈。

【荐方人】河南 王化禄

独活鸡蛋可治眩晕

【配方及用法】独活 30 克，鸡蛋 6 个，加水适量一起烧煮，待蛋熟后敲碎蛋壳再煮一刻钟，使药液渗入蛋内，然后去汤与药渣，单吃鸡蛋。每天 1 次，每次吃 2 个，3 天 1 疗程，连续服用 2～3 个疗程。

【荐方人】辽宁 吴顺希

黄芪、党参等可治眩晕症

【配方及用法】黄芪 30 克，党参 30 克，白术 10 克，陈皮 6 克，归身 10 克，柴胡 3 克，升麻 3 克，炙甘草 6 克。每天 1 剂，水煎服，分 2 次温服。呕吐频繁者分多次服。若呕吐重者加半夏 10 克，生姜 10 克，赭石 25 克；若眩晕严重者党参改用红参 10 克或高丽参 6 克，加用天麻 10 克；若心悸、恐惧者加枣 12 克，柏子仁 10 克；头痛加川芎、蔓荆子各 10 克。

【引自】《云南中医杂志》(1986 年第 9 期)、《实用专病专方临床大全》

五味子、酸枣仁等治眩晕症

【配方及用法】五味子 10 克，酸枣仁 10 克，淮山药 10 克，当归 6 克，龙眼肉 15 克，水煎服。每天 1 剂，早、晚 2 次服用。

【引自】《实用民间土单验秘方一千首》

第二节
头风、头痛

松针叶等可治头风

【配方及用法】松针叶（马尾松）、枫树叶、桃树叶等量，捣烂后加适量葱头、食醋敷于额部。一般敷 2 ~ 3 次均可治好头风病。冬天没有枫树叶和桃树叶，其树皮也可以。

【荐方人】福建 陈年恭

刺蚁、僵蚕治神经性头痛

【配方及用法】取黑多刺蚁、僵蚕、紫河车适量。拟黑多刺蚁 82%，僵蚕 10%，紫河车 8% 比例配制。将上药共为末装胶囊，每粒重 0.3 克，每天服 3 次，每次 4 粒，饭后开水送服，20 天为 1 疗程。

【荐方人】福建 林映青

【引自】《当代中医师灵验奇方真传》

柴胡、僵蚕可治头风

【配方及用法】柴胡、僵蚕各 10 克，天麻、川芎、黄芩、钩藤各 15 克，珍珠母、生石膏(先下)各 20 克。将上药煎 20 ~ 30 分钟，取汁约 150 毫升，两煎分 2 次服，每天 1 剂。火盛者加龙胆草 15 克；偏头痛者加蔓荆子 15 克；目痛者加菊花 15 克；牙痛者加细辛 3 克；巅顶痛者加藁本 15 克。

【荐方人】吉林 孔令举

全虫末外敷治偏头痛

【配方及用法】全虫、胶布。全虫研细末，每次取少许置于太阳穴，以胶布封固，每天换药 1 次。

【荐方人】重庆 邓明材

盘龙草、蝉蜕等可治疗头痛

【配方及用法】盘龙草 30 克，蝉蜕 7 个，大枣 5 个，蜂蜜 1 匙，菊花 1 株。将上药用水适量煎煮 10 ~ 15 分钟，分 2 次温服。

【引自】《小偏方妙用》

附子、干姜等可治偏头痛

【配方及用法】附子、干姜、桂枝、细辛、石膏、龙胆草、黄芩、大黄、党参、黄芪、白术、淮山药、当归、熟地、羌活、防风、柴胡、山萸肉、五味子、天南星、半夏、川芎、白芷、牡蛎、磁石、全蝎、威灵仙、蜈蚣、地龙、桃仁、茯苓、枣仁各适量。药味、剂量均随症加减，烘干，研末备用。每天 20 克，分 2 ~ 3 次，温开水送，连服 10 天为 1 疗程。服后有效，可连服 2 ~ 3 个疗程。

【功效】本方祛风攻下，益气活血，寒温相合，干燥柔润互济，总的药性偏寒凉，阳虚者不宜用。本方所治排除高血压、鼻窦炎、肿瘤所致头痛，多为血管神经性头痛呈中、重度者，病史均在一年以上。

天麻、党参等可治头痛

【荐方由来】我乡一位复员军人，过去一头痛就昏迷，在部队医院治疗数年仍未见效。后来按下述方法治疗，至今 20 多年未复发。我用此方法治疗 50 多位头痛患者，全部取得满意疗效。

【配方及用法】天麻 250 克，党参 250 克，当归 200 克，人参 10 克，大枣 250 克，核桃仁 250 克，蜂蜜 1000 克，猪油（不放盐）1000 克。将上药共泡在一个罐头瓶里，盖严，7 天后将天麻取出切细，再放入瓶内泡 1 个月，即成药液。每天早上将泡的药液舀一匙和甜酒在饭甑上蒸热，分早、中、晚 3 次服，坚持服用一段时间即可。

【荐方人】四川 冯吉山

【引自】广西科技情报研究所《老病号治病绝招》

白附子、全蝎等可治头痛

【配方及用法】白附子、全蝎各 6 克，当归、柴胡各 12 克，僵蚕、川芎、白芷各 10 克，蜈蚣 1 条。水煎服，每天 1 剂。

【功效】搜逐血络，祛风止痉，通络止痛。

羊脑子鸡蛋治头痛

【荐方由来】我 10 年前患头痛病，多方医治无效，后来经本村一位 80 多岁的老中医介绍此条方，服用后慢慢就好了。此条方还被介绍给另外 4 位头痛患者，他们服后均已痊愈。

【配方及用法】羊脑 1 个，鸡蛋 2 个，红糖 100 克。将以上三样放在碗里炖熟，加白酒或黄酒 100 克，一次吃完。

【荐方人】河南　陈新富

鸡蛋、白菊花等可治头痛

【荐方由来】我到王庙村搞调查，认识了一位郎中，他告诉我一个治老年人头痛的单方，我给母亲、岳母和乡敬老院的两位老人试用后均见奇效。

【配方及用法】鲜鸡蛋 2 个，白菊花、白芷、川芎各 30 克，防风 15 克。用针将鸡蛋扎数十个小孔，同药放入沸水中煎煮，待蛋熟后，去蛋壳和药渣，吃蛋喝汤。

【荐方人】四川　高术财

川芎鸡蛋治头痛

【配方及用法】川芎 20 克，鸡蛋 7 个。将鸡蛋先放在水中煮至半熟捞出，用针刺上数个孔，再放入煎好的川芎药液内煮熟吃下，每天 1 剂。如一次吃不完，可分两次吃。

【荐方人】河南　宋宏志

鲤鱼头治头痛

【配方及用法】黑鲤鱼头、红糖适量。取活黑鲤鱼切下头，待水沸后放入煎煮至极烂，加入红糖。头痛发作时尽量服用。

【功效】通经络，散风寒。用治头风。

【引自】《浙江中医》（1985 年 12 期）

白芷、川芎等可治头痛

【配方及用法】白芷（炒）7.5 克，川芎（炒）、甘草（炙）、川乌（半生半熟）各 30 克。将上药炒炙好后，共研细粉，青茶（半发酵的乌龙茶）与薄荷煎汤送下。每次服 3 克，每天 2～3 次。服药期间忌食生冷油腻之物。

【荐方人】黑龙江 高宝山

【引自】《当代中医师灵验奇方真传》

白芷冰片治头痛

【配方及用法】白芷 30 克，冰片 0.6 克。共研细末，贮瓶备用。鼻闻一次（约 2 分钟）。不应，再闻一次，必效。

【引自】《中药通报》（1959 年）、《中药鼻脐疗法》

洋铁叶子可治偏头痛

【荐方由来】我患偏头疼病 20 多年，曾多方求医，始终未愈，非常痛苦。1990 年，一位朋友告诉我用洋铁叶子（即土大黄）治疗此症效果很好。我抱着试试看的态度，当年治疗一次，效果真的很好。为巩固疗效，第二年又治疗一次，结果偏头痛至今一次未犯。

【配方及用法】最好是在 5 月末或 6 月初，将洋铁叶子根挖出，洗净，切碎，捣成蒜泥状敷在疼处，用纱布包好，将汁液浸在头皮上（切勿使汁液淌入眼睛），连续敷 3 天，每天 1 次。敷后出现不同程度的红肿、水疱并伴有瘙痒，几天后会自行消失。

【荐方人】黑龙江 任秀珍

第三节
三叉神经痛

用川芎止痛汤治疗三叉神经痛

【配方及用法】川芎 20 ~ 30 克，荆芥、防风、全蝎、荜茇各 10 ~ 12 克，蜈蚣 2 条，天麻 10 克，细辛 3 克。寒重加制附子 20 ~ 30 克（先煎）；热重加生石膏 20 ~ 30 克，黄芩 12 克，黄连 9 克；便干加大黄 15 克；淤重加赤芍 12 ~ 15 克，丹参 30 克，五灵脂 12 克；阴虚加生地、女贞子、龟板各 15 克，黄柏、知母各 12 克。水煎服，每天 1 剂，重者 2 剂。

【功效】祛风通络，散寒止痛，活血化瘀。

【备注】按临床观察表明，方中川芎剂量小于 12 克，效果较差，用至 20 克则获高效、速效，并未见任何副作用。细辛用至 6 克也未见不良反应。

川芎、白芷等治疗三叉神经痛

【配方及用法】川芎 30 克，白芷 8 克，白芥子、白芍、香附、郁李仁、柴胡各 10 克，甘草 5 克。水煎 2 次，两汁混匀，分 2 次服。6 天为 1 疗程，一般 2 ~ 3 疗程可愈。

【荐方人】山西 张起生

白芷、白蒺藜等可治疗三叉神经痛

【配方及用法】白芷、白蒺藜、白附子、白僵蚕、煨川楝子各 9 克，地龙 15 克，全蝎、蜈蚣各 5 克，白芍、川芎各 30 克，肉桂 1.5 克。因寒而触发者，白芷可加至 15 克，加制川乌、制草乌各 6 克；因热而发者，加菊花 9 克，决明子 15 克；大便干结或闭塞者加生大黄 6 ~ 9 克。

【荐方人】上海 魏东华

向日葵盘治三叉神经痛

【配方及用法】向日葵盘 100 ～ 200 克（去子），白糖适量。将向日葵盘掰碎，分 2 次煎成 500 ～ 600 克的汤，加白糖。每天早晚饭后 1 小时服下。若病情较重，可日服 3 次，服量也可加大一些。可根据病情灵活掌握疗程。为防止复发，病愈后可多服几日，以巩固疗效。

【功效】清热解毒，逐邪外出。用治三叉神经痛。

麝香塞耳可治三叉神经痛

【配方及用法】麝香少许，用绵纸包裹，塞入耳孔内（哪边痛，塞哪边）。

【荐方人】河南 尤永杰

地龙、全蝎等可治三叉神经痛

【配方及用法】地龙 5 条，全蝎 20 个，路路通 10 克，生南星、生半夏、白附子各 50 克，细辛 5 克。将上药共研细末，加药末量一半的面粉，用酒调成饼，摊贴太阳穴，用纱布包扎固定，每天 1 次。

【荐方人】河北 赵士良

【引自】《陕西中医》（1989 年第 5 期）、《单方偏方精选》

寻骨风泡酒可治三叉神经痛

【配方及用法】寻骨风 500 克，浸于 50 度 2500 毫升高粱白酒中，密封，1 周后即可服用。每日早、晚各服 20 毫升，外用药棉蘸酒敷于下关穴，干则易之。

【引自】《浙江中医杂志》（1992 年第 1 期）、《单味中药治病大全》

服醋蛋液可治三叉神经痛

【荐方由来】我从 1967 年患三叉神经痛，闪电式的剧烈疼痛使我食不能进，话不能说，真是痛苦。患病期间，多方治疗未见效果，我抱着试一试的想法，于 1987 年 12 月中旬开始服用醋蛋液，服了 2 个醋蛋液后感觉疼痛减轻，阵发性头痛时间缩短了，次数也减少了，继续服用效果显著。

【配方及用法】将 250 毫升左右的食用醋（米醋用低度的，9 度米醋应用水稀释）倒入铝锅内，取新鲜鸡蛋 1 ～ 2 个打入醋里，加水煮熟，吃蛋饮汤，1 次服完。

【荐方人】山东 杨希宗

第四节
坐骨神经痛

祁蛇、蜈蚣可治坐骨神经痛

【配方及用法】祁蛇（或乌梢蛇）、蜈蚣各 10 克。焙干研成粉，等份分成 8 包。首日上下午各服 1 包，继之每天上午服 1 包，7 天为 1 疗程。每疗程间隔 3 ~ 5 天，一般 1 ~ 2 个疗程可显效至痊愈。

【备注】患者一般在药后可有全身及患肢出汗或灼热感，有的可出现短暂性疼痛及麻木，不久即消失。

桃仁、红花等可治坐骨神经痛

【配方及用法】桃仁、红花、当归、地龙各 15 克，川芎、甘草、没药、五灵脂、牛膝各 10 克，秦艽、羌活、香附各 5 克。水煎服，每天 1 剂，分早晚 2 次，空腹温服。

【荐方人】吉林 刘丽花

杜仲等治坐骨神经痛

【配方及用法】杜仲、川续断、淮牛膝、桑寄生各 30 克，没药、乳香、红花、桃仁、生甘草各 10 克，全蝎、蜈蚣各 2 克（共研末冲服），木瓜、威灵仙、独活、白芍各 20 克。将上药水煎，分早晚 2 次服，每天 1 剂。1 周为 1 个疗程。

【荐方人】山西 杨建政

黄芪、白芍等治坐骨神经痛

【配方及用法】生黄芪 50 克，白芍、元胡、木瓜、全当归、桂枝各 20 克，赤芍、牛膝、鸡血藤、威灵仙、路路通各 15 克，地鳖虫、全蝎各 10 克，生甘草 5 克。将上药水煎，每天 1 剂，分早、中、晚口服。10 天为 1 个疗程。

【荐方人】四川 何焕章

乳香粉治坐骨神经痛

【配方及用法】制马钱子 50 克，制乳香、制没药、红花、桃仁、全蝎、桂枝、麻黄各 20 克，细辛 15 克。将上药共研为细粉末，装入空心胶囊内，每粒重 0.3 克。用时，每服 3 ~ 4 粒，每天早、晚用黄酒或温开水送服。15 天为 1 个疗程。

【荐方人】广东 彭宗堂

乳香、没药可治坐骨神经痛

【配方及用法】制乳香 12 克，制没药 12 克，当归 20 克，川芎 15 克，丹参 30 克，玄胡 15 克，杜仲 15 克，川断 15 克，鸡血藤 30 克，独活 12 克，威灵仙 15 克，川牛膝 15 克，地龙 15 克，甘草 10 克。每天 1 剂，水煎两遍混匀，早、晚分服。

【荐方人】山东 梁兆松

食甲鱼可治坐骨神经痛

【荐方由来】我患了坐骨神经痛，初期右侧坐骨部疼痛，持续半个月后疼痛加剧，如针刺般，并沿大腿后侧向下延伸至小腿后侧，牵拉状疼痛。入院治疗确诊为坐骨神经痛。虽经过理疗、普鲁卡因和强的松局部封闭及维生素 B 族注射等均无效。后来发展成白天午睡后和早晨起床都要人扶起，夜里疼痛更甚，无法入眠。朋友向我推荐了一个简便食疗法，仅连服 9 天就使疼痛消失，取得了意想不到的效果。

【配方及用法】每次取甲鱼 1 只（以拳头大小为宜），斩去头，用开水烫一下，去掉表面一层薄皮。并在甲鱼腹部开一"+"形刀口，去掉内脏洗净，腹部向上放置盘子内。再将黄酒（绍兴黄酒也可）倒进腹部的刀口内，倒满为止，然后放入锅内蒸一小时，即可食用。每晚空腹食用一只后睡觉，此间不得吃其他食品，连吃 9 天为 1 疗程。

【荐方人】浙江 李义海

生姜蘸火酒可治疗坐骨神经痛

【荐方由来】我左腿膝盖时感疼痛，走路、上下楼梯很困难，上厕所时蹲下去就很难站起来，经医院诊断为坐骨神经痛。去年 9 月的一天，大女儿告诉我用生姜蘸火酒可治愈坐骨神经痛，我就每天

2 次用生姜蘸火酒按擦我的左腿膝盖疼痛处。没想到，只用了 5 天时间，疼痛就开始逐渐减轻，连续按擦 10 多天病痛就完全消失了。

【荐方人】云南 尹建强

川牛膝、五加皮等治坐骨神经痛

【配方及用法】川牛膝、五加皮、当归各 25 克，食盐 250 克，用火炒热，装入准备好的布袋内，外敷患处，每天 3 ~ 5 次，不必换药，冷却再炒。

【荐方人】河南 吴宗祯

第五节
半身不遂、面瘫

广木瓜、麻黄、川牛膝治半身不遂

【配方及用法】广木瓜、麻黄、川牛膝各 12 克，用纱布包好，放入五脏挖空的鸡肚内煎煮（男性用大母鸡，女性用大公鸡，水没过鸡），吃鸡肉，喝鸡汤，不吃药。最后，把鸡骨头炒黄，研成细末，用黄酒冲服发汗。吃后如有效，可多吃几只，治好为止。

【备注】此方适用于偏瘫、语言不清、口歪眼斜。用药期间忌食生冷、辛辣、酸性食物。

【荐方人】山东 宫本梅

川乌、草乌可治半身不遂

【配方及用法】生川乌 15 克，生草乌 15 克，蜈蚣 3 条，全蝎 5 个，蜜炙双花 30 克，豨莶草 3 克，忍冬藤 30 克。以上 7 味装入瓷坛内加入白酒 1500 毫升，将坛放在锅内加水至坛半腰深，然后盖上锅盖用火烧开后，再用文火炖 1 小时即可。

在炖时酒坛不要加盖，不要使沸水进入酒坛，一小时后取出酒坛盖好待用（不要将药渣沥出，可长期泡在酒内）。每天服 3 次，每次服 50 毫升，饭后服为宜。如酒量小，可酌量少服。

【荐方人】云南 黄传孝

当归、大钩丁等可治半身不遂

【配方及用法】当归 9 克，大钩丁 12 克，川乌 9 克，芹子 9 克，地风 6 克，杜仲 9 克，桂枝 4.5 克，草乌 6 克，独活 9 克，千年健 6 克，虎骨 6 克，木瓜 9 克，牛膝 9 克，天茄子 9 克，明天麻 1.5 克，桑寄生 9 克。将上药加水三碗半，煎至大半碗服。每天 3 次，3 天为 1 疗程。每疗程服完后停药 1 天。

【备注】各味药缺一不可，勿用相近药代替，否则无效。

【荐方人】山东 王军峰

黄芪、当归可治疗短期瘫痪

【配方及用法】黄芪15克，当归12克，赤芍12克，芹子12克，桃仁6克，全虫12克，蜈蚣10克，川断12克，防风12克，荆芥10克，牛膝12克。将上药用水煎服，每天1剂，7剂为1疗程。每个疗程间隔3天。

【备注】各味药缺一不可，勿用相近药代替，否则无效。

【荐方人】山东 王军峰

桑枝等泡酒可治瘫痪

【配方及用法】炒桑枝100克，当归60克，菊花60克，五加皮60克，苍术30克，地龙30克，丝瓜络15克，炮附子10克，川牛膝25克，夜交藤30克，宣木瓜12克，木通10克。上药配黄酒2500克，密封于罐内10天后将黄酒分出，将药焙干，取药研末，装入胶囊，每粒0.3克。每天3次，每次服3粒，2个月为1疗程。每次用酒15～20毫升送服，以微微呈醉为度。上半身瘫痪者饭后服，下半身瘫痪者饭前服。

【荐方人】王伟

肉桂末等可治面瘫

【配方及用法】肉桂末2～6克(冲服)，附子、麻黄各4克，川芎6克，党参、白芍、杏仁、防风、黄芩、防己、白附子各10克，甘草5克，细辛3克，蜈蚣3条，地龙15克，陈巴豆(1～2年内药效最好)10～13克。内服药水煎服。药渣趁热用两层纱布包敷熨患处，凉后加热再熨，反复多次。

【备注】用药后最好睡觉，以利发挥药效。外敷药巴豆去壳捣烂如泥状(勿放水、油等物)，按患者手心大小捏成饼状，置于患侧手心外，外盖敷料后绷带固定。24小时后将巴豆饼翻转再敷24小时，48小时后将巴豆饼取下捣烂，再做成饼状，再敷24小时，共3昼夜。敷药处一般有发痒、发热、起泡，甚至沿手臂到颈项、面部胀痛，眼睑浮肿等反应，均属正常，无须处理。反应太大可将敷药取下，反应很快减轻消失。若过后病未好转，可按原法再敷1次，治疗期适当休息。

透骨草、桑枝等可治面瘫

【荐方由来】十几年前，我因受风致面瘫嘴歪，经人介绍用如下民间验(偏)方熏洗，配合针灸治好了。十几年来，不少患此病者依方试用后均已治好。今献给广大患者，以除病痛。

【配方及用法】透骨草、桑枝、小茴香、红花、樟木皮、苍子各9克，以上6味草药，多添些水煎沸，趁热气熏洗麻痹的一面，最好头蒙上毛巾拢住热气，让药沸之热气熏蒸麻痹的面部，待药汁能下手时趁热洗面瘫部，每次熏洗15～20分钟。每隔4～5小时洗1次，每剂药(每日)洗用3次，最多不能超过5次。

【荐方人】尹凤林

半夏、全瓜蒌等可治面瘫

【配方及用法】半夏、全瓜蒌、川贝母、白蔹、白芨、川乌各10克，白附子9克、白芥子12克。将上药共研成细末，加陈米醋湿炒热，装入用2层纱布做的袋内即可。取上药袋敷于面部健侧(左歪敷右侧、右歪敷左侧)，绷带包扎固定。待药凉后，再炒再敷。

【功效】祛风、温经、通络。

【备注】本方不适用于脑血管意外和其他脑部疾患引起的面瘫。

【引自】《河南中医》(1982年)

鹅不食草治面神经麻痹

【配方及用法】鹅不食草(干品)9克，研为细末，加凡士林调成软膏，涂在纱布上。再用鲜品15克捣烂如泥，铺在软膏上。患者左侧歪斜贴右边，反之则贴在左边。2天换药1次，2～3次即可痊愈。

【引自】《中草药通讯》(1974年第2期)、广西中医学院《广西中医药》增刊(1981年)

细辛等可治疗面瘫症

【配方及用法】细辛15克，制马前子6克，白芥子9克，生草乌9克，凡士林膏50克，松节油20毫升。先将草药研细末，加凡士林、松节油，制成软膏备用。贴药要按穴位，右歪取左边穴，左歪取右边穴。常用穴位：①四白、阳白、地仓。②鱼腰、颧骨、颊车。③阳白、面瘫穴。三组穴位轮换贴敷。将药膏摊在小塑料布上贴敷穴位处，用胶布固定，隔日一换药。

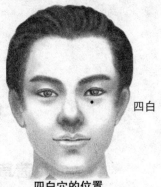

四白

【功效】治疗面神经麻痹症 35 例，病程最长者 5 个月，最短者 2 天，治愈天数 10 ~ 32 天，个别患者贴药后有局部红热微痛感觉，可更换穴位再贴。

四白穴的位置

马钱子可治疗复发性面神经麻痹

【配方及用法】马钱子（适量），放入清水中浸泡 24 ~ 36 小时后捞出，沿纵轴切成厚约 1 厘米的薄片，同时，取一片医用橡皮膏或风湿解痛膏盖住面颊部。将马钱子片间隔 0.5 厘米成片排列粘附于橡皮膏上，然后贴敷在患侧面颊部，5 ~ 7 天更换 1 次。

【引自】《国医论坛》（1991 年第 6 期）、《单味中药治病大全》

黄鳝治面瘫

【配方及用法】活黄鳝 1 条，面粉适量。将鳝鱼头剁去，倒悬沥血，和面粉调拌成厚糨糊状的膏药。使用前，先取一小撮长发，取中段编成细辫，环耳后。嘴向左歪，环右耳后；嘴向右歪，环左耳后，使发之两头散于面庞上。然后，将调好的膏药敷上，外面再用一纸贴上，以保护膏药不被擦去。

【引自】《江苏中医》（1963 年第 8 期）、《单味中药治病大全》

第六节
神经炎、脑萎缩

用茜草根泡酒饮治末梢神经炎

【配方及用法】茜草根60克，白酒1000毫升。将茜草根洗净，泡入酒中，密封浸泡1周，过滤去渣，每次30～50毫升，每天2次，早、晚分服，2周为1疗程。

【荐方人】山东 于兆芬

柴胡、黄芩等可治前庭神经元炎

【配方及用法】柴胡、黄芩、半夏、菊花、党参各10克，板蓝根20克，甘草3克，生姜6克，大枣15克。将上药水煎，每天1剂，分3次温服。项强加葛根15克；头痛加白芷15克，桑叶10克；腹胀加山楂20克。

【荐方人】山东 衣玉德

【引自】《当代中医师灵验奇方真传》

天麻、升麻等可治面神经炎

【配方及用法】天麻、升麻各15克，当归28克，北细辛5克。将上药共研细末，每天服3次，每次3克，分7天服完，为1个疗程。

【引自】《浙江中医杂志》（1987年第11期）、《单方偏方精选》

用鲜生姜治面神经炎

【配方及用法】鲜生姜1块，将生姜剖开，取剖面反复向左向右交替涂擦患侧上下齿龈（患侧指口角歪向侧的对侧），直至齿龈部有烧灼感或有发热感时为止，每天2～3次，7天为1疗程。

【荐方人】邓荣塞

【引自】《新中医》（1989年第8期）、广西医学情报研究所《医学文选》（1990年4月第2期）

皂角膏治面神经炎

【配方及用法】大皂角6克，醋30克。将皂角去皮研末，过200目筛，置铜锅或铜勺（忌铁器）中微火炒至焦黄色，再加醋30克搅匀成膏。用时将药膏平摊于敷料上（3毫米左右厚度），贴于口角处，左歪贴右，右歪贴左。贴药时稍向患侧牵拉固定，每天1次，2天后改为隔天1次。若用药后局部出现皮疹，须暂停敷药，待皮疹愈后再用药。

【引自】《浙江中医杂志》（1989年第6期）、《单方偏方精选》

桑、槐树枝治脑萎缩

【配方及用法】桑、槐树枝各150～200克（不用嫩枝条），加艾若干，熬水呈黄绿色即可用。每天洗2次，每次半小时为宜。洗2次换1次水，每次约2.5千克水。坚持洗两三个月就会见效，无任何副作用。

最好是配合锻炼，根据患者身体状况进行。

此验方简单易行，不住院，不花钱，在洗头期间不忌任何洗发精、香皂等。

补充说明：

（1）槐指的是药用槐，非洋槐；桑树枝即结桑葚的黑白桑。不用嫩枝和枯枝，外加些艾最好。

（2）每次用水2.5千克左右，将水熬得呈黄绿色即可洗头。每次洗半小时为宜，每天洗2次最佳，下一次料可连续煎洗3天，再重新换料煎，洗日加火不烫不凉为宜。

（3）此方不仅治脑萎缩，同时还对骨质增生有一定疗效。我颈椎4、5、6节骨质增生，曾多方治疗均无效，后经过树枝煎水洗头，增生症状消失了。

（4）在洗头的过程中，根据身体状况坚持锻炼，效果更佳。

【荐方人】河南 姬松岱

紫河车、龙眼肉等治疗脑萎缩

【配方及用法】紫河车、龙眼肉、桑葚、赤白芍、太子参、茯苓、石菖蒲、丹参各10克，当归、生蒲黄各15克，远志、郁金各12克，熟地20克，炙甘草6克。将上药煎20～30分钟取汁，约200毫升，日服2次，分早、晚服。兼见痰热者加竹茹10克，清半夏9克，胆南星15克；兼失眠者加酸枣仁30克，生龙齿15克；兼肢体活动障碍者加全蝎6克，瓜蒌10克；

头痛重者加细辛 3 克，僵蚕 6 克。服药最少者 24 剂，最多者 57 剂。

【荐方人】陕西 李滋栋

鹿角、黑芝麻等治脑萎缩

【配方及用法】鹿角 9 克，黑芝麻 12 克，生地 30 克，山萸肉 12 克，山药 25 克，云苓 15 克，丹皮 10 克，泽泻 10 克，何首乌 15 克，当归 10 克，菖蒲 12 克，枸杞子 15 克，菊花 15 克，远志 10 克，甘草 5 克。兼见痰热者，加竹茹、半夏、胆南星；兼失眠者，加炒枣仁、生龙齿；兼高血压者，加石决明、决明子；兼肢体活动障碍者，加全虫、地龙、豨莶草；头痛重者，加僵蚕、天麻。将上药用水浸泡 20 分钟，文火煎 2 次，取药液混匀后分成 2 份，早晚各服 1 份。具体剂量请遵医嘱。

【备注】脑萎缩主要包括老年性痴呆、脑动脉硬化、伴发精神障碍等慢性进行性神经衰退性疾病。综观本病，进行缓慢，以虚为多，尤以肝肾不足多见，部分病例属本虚标实。其虚在肝肾者，以脑虚不健为主；其虚在脾者，多生痰湿闭阻清窍，上实下虚。在治疗时当补肝肾，方中鹿角、黑芝麻、生地等滋阴清热、补肾，山萸肉、枸杞、山药、何首乌养血活血，故而取效较佳。

【荐方人】山西 董俊峰

第七节
失眠、嗜睡症

人参、党参等治神经衰弱引起的失眠

【配方及用法】人参5克，党参20克，五味子10克，煎水2遍，早晚当茶饮，7～10天痊愈。

【荐方人】张德国

百合、苏叶等治神经衰弱引起的失眠

【配方及用法】百合50克，苏叶、茯神、枣仁各10克，龙骨8克，牡蛎5克。水煎，日服两次。

【荐方人】张文娟

大枣葱白汤治失眠

【配方及用法】大枣15个，葱白8根，白糖5克。用水两碗熬煮成1碗。临睡前顿服。

【功效】补气安神。用治神经衰弱之失眠。

【备注】临睡前用热水烫脚，多泡些时间，水凉再加热水，随烫随饮大枣葱白汤，疗效更好。用法改用冲鸡蛋汤热饮，亦有功效。

蝗虫粉补虚治失眠

【配方及用法】蝗虫。蝗虫去足、翅，焙燥研粉。每天服10克，分2或3次饭后服。

【功效】用治神经衰弱、肺结核、咳喘等。

食醋镇静安神治失眠

【配方及用法】醋（陈醋或香醋）。用10毫升食醋，调在一杯温开水中喝下。每天睡前1小时饮用。

【功效】食醋能诱发机体产生一种叫5-羟色胺的物质,有良好的镇静催眠作用。

酸枣仁粥治疗心悸失眠

【配方及用法】酸枣仁5克,粳米100克。酸枣仁炒黄研末,备用。将粳米洗净,加水煮成粥,临熟,下酸枣仁末,再煮。空腹食之。

【功效】宁心安神。用治心悸、失眠、多梦。

酸枣根皮治失眠

【配方及用法】酸枣根皮焙干研细末18克,丹参焙干研细末3克。二药调均匀,分成等份10小包。每晚睡前15分钟,用温开水送服一小包。10天为1疗程,1~3个疗程皆有特效。若配合热水浸足20分钟或按揉点压神门、足三里、三阴交等穴位,效果更佳。

【荐方人】河南 王在英

枸兰根治失眠

【配方及用法】通氏枸兰根不拘数量,采挖之后晒干研粉,越细越好,临睡前用糖水冲服1~2茶匙。

【备注】此方最大特点是不存在抗药性,不同于西药安眠片、速眠灵等药,是非常理想的天然催眠剂,几乎不用花钱,既经济又无副作用。

【荐方人】辽宁 王安才

淮小麦、石决明等治严重性失眠

【配方及用法】淮小麦、石决明、夜交藤、珍珠母各30克,赤芍、合欢皮各15克,黄芩、柏子仁、丹参、麦冬各8克,沙参12克。水煎服,每天1剂。本方对过于兴奋、肝阳火旺、心神不宁的严重失眠症疗效特好。

【荐方人】江苏 沈宝元

【引自】广西科技情报研究所《老病号治病绝招》

花生叶子可治失眠

【荐方由来】我老伴今年 67 岁，2 年前开始每晚靠服安定才能睡一两个小时。后来她又加服安定片，结果不但没增加睡眠时间，反而出现很大副作用。一次偶然机会，我得知花生叶子治顽固性失眠的验方，就给她弄了一些花生叶子，服了半个月，效果非常明显。

【配方及用法】花生叶子(干、鲜均可)数量不拘多少，水煎服或开水浸泡当茶喝，早、晚各 1 次，每次喝 200 毫升。

【荐方人】辽宁 孙健男

花生茎尖泡服可治失眠

【配方及用法】鲜花生茎尖 30 克。将上药放入茶具内，用鲜开水 150 毫升冲泡，每晚睡前 1 小时服完，一般 2 ～ 3 天即可明显见效。

【引自】《四川中医》(1990 年第 11 期)、《单味中药治病大全》

当归、白芍等可治失眠

【配方及用法】当归 15 克，白芍 18 克，柴胡 20 克，白术 12 克，薄荷 10 克，郁金 30 克，菖蒲 30 克，香附 30 克，合欢花 30 克，酸枣仁 30 克(炒)。将上药水煎 25 ～ 30 分钟，取汁 250 毫升，每天 1 次，睡前服。

【荐方人】河北 贾春生

【引自】《当代中医师灵验奇方真传》

当归、丹参等可治神经衰弱性失眠

【配方及用法】当归、丹参、川芎各 200 克，用 75％酒精适量浸泡月余后，去渣取汁再浸泡王不留行，以药汁浸透为度，加少许麝香效果更好。

【荐方人】安徽 尚良翠

【引自】《河南中医》(1997 年第 6 期)

第八节
自汗、盗汗

桃奴、红枣治自汗、盗汗

【方法】桃奴（晒干的桃子）15 个，红枣 10 个煎水，每晚一次服下，同时食用桃奴和红枣，3 ~ 6 剂见效。

【荐方人】张德国

五倍子、牡蛎治自汗、盗汗

【配方及用法】五倍子 15 克，牡蛎 9 克，辰砂 1.5 克。共研细末，贮瓶备用。用时取本散适量，于临睡前用食醋调和敷脐中，外以消毒纱布覆盖，胶布固定，第二天早晨起床时除去，每晚 1 次。

【引自】《中药鼻脐疗法》

人参、黄芪等可治自汗

【配方及用法】人参、黄芪、白术、茯苓、当归、炒枣仁、白芍、熟地、生牡蛎、乌梅各 10 克，浮小麦 12 克，大枣 3 枚，水煎服。

【荐方人】陕西 吴志杰

【引自】广西医学情报研究所《医学文选》

用五倍子敷脐可治疗自汗

【荐方由来】我患自汗多年，长期治疗效果不明显。一次，一位老中医传给我一个治自汗的偏方，如法治疗几次就彻底治愈了，至今没有复发。

【配方及用法】五倍子 30 克，研成粉末，晚上取药粉少许加口中唾液调和，敷于肚脐中，再用一小方块胶布盖贴在上，每晚换 1 次。一般用药 3 ~ 5 次就有明显效果，继续敷治可治愈。

【荐方人】四川 曾庆余

【引自】《当代中医师灵验奇方真传》、广西科技情报研究所《老病号治病绝招》

柴桂芍汤治半身汗出症

【配方及用法】柴胡 6 克，黄芩 12 克，半夏 10 克，桂枝 3 克，白芍 12 克，红糖 30 克，大枣 5 个。每天服 1 剂，每剂煎 2 次分服。

【荐方人】李继华

龙牡汤治头汗症

【配方及用法】龙骨 30 克，牡蛎 30 克，黄芪 15 克，白术 15 克，防风 10 克，浮小麦 20 克。将上药水煎，每天 2 次分服。

【荐方人】张子英

养心汤可治手汗淋漓

【配方及用法】柏子仁 30 克，炒枣仁 30 克，荔枝仁 15 克，首乌 30 克，黄芪 60 克，茯苓 30 克，龙牡 30 克。每天 1 剂，水煎 2 次分服。

【荐方人】徐荣生

用糯稻根治盗汗自汗

【配方及用法】在农田中拾糯稻根去土晒干备用。使用时，取干糯稻根 50 克左右洗净加冷水（用什么锅都可以，水盖住根就可以）同煮（也可加几枚红枣），待水煮剩还有一碗时，去掉稻根，把水倒在碗中，加些红糖温热时喝下，上床休息一会（最好睡觉前喝）。每日 1 次，一般用 3 次。

【荐方人】玉锦

【引自】《老年报》（1997 年 8 月 12 日）

服醋蛋液可治周身性盗汗症

【荐方由来】我是一名 50 多岁的女同志，在近两年时间里，不分冬夏、昼夜，每隔两三个小时就发生一次周身性盗汗，就是三九天也照发这种怪病。尤其是在夜间发生盗汗时更使我心烦意乱，真是痛苦极了。我到医院请教医生，医生说是老年人更年期的反应，没什么特殊的治疗药物，只有等它自然消失。但自从我服了 4 个醋蛋液后，盗汗症状就基本消失，每夜都能睡个安稳觉了。我心里高兴极了。

【配方及用法】将 250 毫升左右的食用醋 (米醋用低度的，9 度米醋应用水稀释) 倒入铝锅内，取新鲜鸡蛋 1 ~ 2 个打入醋里，加水煮熟，吃蛋饮汤，1 次服完。

【荐方人】黑龙江 杜桂芬

豆浆锅巴治盗汗

【配方及用法】取出豆浆锅巴晒干备用。食用时，取豆浆锅巴 (干品)30 克，水煎 10 分钟左右，加入适量白糖，连汤及豆浆锅巴一起食用，每天食用 1 ~ 2 次。盗汗消失后，再连续食用 2 ~ 3 天，以巩固疗效。

【荐方人】马宝山

【引自】《家庭保健报》（1996 年 8 月 9 日）

第九节
癫痫（羊角风）

黄芪、防风可治癫痫

【配方及用法】黄芪10克，防风10克，赤芍10克，用水煎服，每天1剂，日服3次。

【荐方人】河南 史涵璋

当归、川芎等可治癫痫

【配方及用法】当归10克，川芎10克，白芍10克，淮牛膝10克，白术10克，砂仁6克，肉豆蔻5克，黑姜10克，黄芪10克，肉桂6克，吴萸10克，桂圆肉10克，大枣10克，桔梗10克，党参30克，故芷9克，生姜3片。与"小黑狗"共煎服。

【备注】故芷的别名为补骨脂、破故芷、黑故子。"小黑狗"系地方性土药名。

【荐方人】福建 苏菊花

【引自】广西科技情报研究所《老病号治病绝招》

服大枣黄米面能治癫痫病

【荐方由来】1965年，我患了癫痫病，多方治疗却毫无效果。一次偶然的机会，一位老同志给我介绍了大枣治癫痫病的药方，按此方服用了3个疗程竟获痊愈，至今20多年病未复发。

【配方及用法】大枣7枚，黄米面少许，白酒250克。首先把枣核从一端取出，然后用白水把黄米面和好，将和好的面塞满枣内，放在碗里，并加入白酒将其点燃，直至酒烧完为止。每天早晨取其1枚服用，7天1个疗程。

【荐方人】侯伯安

【引自】《辽宁老年报》（1997年4月14日）

全蝎鸡蛋可治癫痫

【配方及用法】全蝎 3 个，鲜鸡蛋 3 个。先将活全蝎在盐水中浸 6 ～ 8 小时，再用盐水煮死阴干即可。取鲜鸡蛋破一缺口，放入全蝎，用厚湿草纸包裹 4 ～ 5 层，埋入木炭火中烧熟，去蛋壳连同全蝎食用，每天早、中、晚饭前各服药鸡蛋 1 个，连服 30 天为 1 个疗程，2 个疗程间停服 3 ～ 5 天。

【引自】《山东中医杂志》（1989 年第 1 期）、《单方偏方精选》

用酒烧鸡蛋治癫痫

【配方及用法】鲜鸡蛋 3 个，60 度以上白酒 90 毫升。把酒和鸡蛋放在铁勺内，点燃酒，边烧边用筷子翻动鸡蛋，至七八成熟时，用筷子敲开蛋壳，继续烧至火灭蛋熟即可。趁热于每天早晨空腹一次吃完，连续吃 100 天不间断。如不好，可间隔 15 ～ 30 天，按此法开始第二疗程。

【荐方人】河南 陈淑英

贝母、胆南星等可治痫证

【配方及用法】贝母、胆南星、竹沥、菖蒲、陈皮、半夏、云苓、天麻、僵蚕、麦冬各 10 克，朱砂 3 克（冲服），磁石（布包先煎）、地龙、乌蛇各 30 克，甘草 6 克，生姜 3 片（后下），小儿药量减半。将上药水煎 30 ～ 50 分钟取汁，约 200 毫升，冲服朱砂，日服 2 次。痰盛壅塞先用柿蒂 1 个，白矾 3 克取吐，以劫痰涎；气郁痰多加郁金 10 克，白矾 3 克，开郁化痰；痰火壅盛加大黄 10 ～ 30 克，以通腑泄热。

【荐方人】江苏 谭文廷
【引自】《当代中医师灵验奇方真传》

草乌、木香等可治癫痫

【配方及用法】草乌（制）5 克，诃子 50 克，石菖蒲 50 克，木香 50 克，珊瑚 25 克，公丁香 25 克，肉豆蔻（煨）25 克，沉香 25 克，禹粮土 25 克，珍珠母（煅）25 克，磁石（醋煅）25 克，白附子 25 克，金礞石 25 克，甘草 25 克，朱砂 15 克，麝香 3 克。以上 16 味，除麝香、朱砂另研外，其余共为细面，而后再合麝香和朱砂面，混合拌匀，用炼蜜做成丸，每丸重 3 克，日服 1 ～ 2 次，白开水送服。

【备注】服药期间忌荞麦面、山羊肉、烟酒。小儿酌减，孕妇忌服。

【荐方人】内蒙古　白涛、白金明
【引自】《当代中医师灵验奇方真传》

戴胜鸟、枯矾治癫痫

【配方及用法】戴胜鸟(又名屏姑姑)1 只，枯矾 10 克，生姜 30 克。将戴胜鸟文火烤脆研细，加入枯矾粉拌匀，每次服 1 匙(约 2 克)，每日 3 次，用生姜汁服，服 1 只为 1 个疗程。停 1 周再服。

【荐方人】云南　杨乔榕
【引自】《当代中医师灵验奇方真传》

脐带血治癫痫病

【配方及用法】将胎儿(男孩)脐带剪断后，使血流在馒头上，吞食之，隔 3 日 1 次。

【荐方人】河北　李翠芹
【引自】广西医学情报研究所《医学文选》

螳螂子治癫痫

【配方及用法】花椒树上的螳螂子 30 个，鲜桃树根白皮 10 克，槟榔、枳实各 50 克。螳螂子用剪子剪的时候，两头带花椒枝各 2 厘米长，再将桃根白皮、螳螂子共放锅内，沙土炒黄，再加槟榔、枳实，共为细末。上药末共分 100 包，每次服 1 包，日服 1 次，连服 3 ~ 4 个月。

【备注】忌食羊肉 3 年。须长期服用，方可巩固。
【引自】《实用民间土单验秘方一千首》

牵牛子散治癫痫

【配方及用法】牵牛子 250 克，石菖蒲 250 克，枯矾 120 克，龙骨、地龙适量。以上药物加工成粉末备用，或把药装入空心胶丸备用。每日 3 次，1 次 3 克，开水吞服。

【荐方人】湖南　张继德
【引自】《当代中医师灵验奇方真传》

郁金、白矾等可治各型癫痫

【配方及用法】郁金、白矾、炒枣仁各 15 克，炒远志、朱砂、胆南星各 10 克，龙涎香、酒曲、全虫、活血龙各 30 克，蜈蚣 10 条。将上药共研为细末调匀，炼蜜为丸，每丸重 6 克，饭前服 1 丸，1 日 2 次。温开水送下。服至百丸可痊愈，永不复发。

【荐方人】河南 吴振兴

【引自】《农村百事通》（1997 年第 9 期）

羊虫子治癫痫

【配方及用法】羊虫子 7 个（最好是春天从羊鼻子里爬出来的），炒黄研碎，黄酒冲服，有特效。

【荐方人】河北 王继文

第十节
其他神经系统疾病

桑叶可治手足麻木症

【配方及用法】采秋后霜打过的桑叶，晾晒干后，用砂锅煮沸，然后捞出叶子，待水温不烫时，用此水浸洗手脚。每天 2 次，数日内可见奇效。

【荐方人】河北　梁纯英

【引自】《辽宁老年报》（1997 年 10 月 15 日）

木耳蜂蜜糖可治手足麻木症

【配方及用法】黑木耳 50 克，蜂蜜 50 克，红糖 25 克。将上药均分为 3 份，每天用 1 份。用时将木耳洗净放在碗内，把蜂蜜、红糖拌于木耳内，放入锅内蒸熟食用。以上剂量，3 天食完。

【荐方人】福建　方文魁

【引自】《实用民间土单验秘方一千首》

当归、桂枝等治双手麻木症

【配方及用法】当归 12 克，桂枝 6 克，白芍 12 克，细辛 3 克，甘草 5 克，红枣 5 枚，木通 10 克，黄芪 30 克，鸡血藤 30 克，老鹳草 30 克。每天 1 剂，水煎服。

【荐方人】湖南　曾社祥

【引自】《湖南中医杂志》（1981 年第 6 期）、《中医治愈奇病集成》

姜葱醋可治手脚麻木症

【荐方由来】我患有手脚麻木症，特别是两臂两手，只要一着凉就麻胀得难受。到医院治过多次，均无法根治。后来试着用下面的偏方治疗，没想到治好了。

【配方及用法】取生姜、葱白根、陈醋各 15 克，倒入锅中，加约一中型铝锅的水，煮沸 10 分钟，捞出葱姜，倒入盆中趁热先薰后洗麻木部位，连续洗几次即可见效。

【荐方人】苑玉明

喝醋蛋液治全身麻木

【荐方由来】我已经 80 多岁了，最近 2 年突然全身麻木，特别是腿脚不灵，举步艰难。现在喝了 20 个醋蛋液，大见奇效。不但全身恢复了知觉，而且浑身轻松有力，特别是头脑清爽，精神十足，我高兴极了。我们这儿的老年人，普遍感到服醋蛋液后饭量增加了，睡眠好了，其中许多人治好了关节炎、气管炎。

【配方及用法】将 250 毫升左右的食用醋（米醋用低度的，9 度米醋应用水稀释）倒入铝锅内，取新鲜鸡蛋 1 ~ 2 个打入醋里，加水煮熟，吃蛋饮汤，1 次服完。

【荐方人】黑龙江 崔丙权

黄芪、白术可治震颤症

【配方及用法】黄芪 30 克，白术 12 克，茯苓 10 克，炮附子 12 克，桂枝 10 克，白芍 10 克，秦艽 10 克，当归 12 克，穿山甲珠 9 克，川断 12 克，川芎 9 克，炙甘草 6 克，生姜 4 克，大枣 3 枚。水煎分 2 次服，每天 1 剂。

【荐方人】河北 许秀华

黄芪、当归等可治老年性震颤麻痹

【配方及用法】黄芪 30 克，当归 12 克，鸡血藤 30 克，赤芍 12 克，丹参 15 克，川芎 12 克，地龙 15 克，僵蚕 15 克，白花蛇 15 克，钩藤（后下）12 克，全蝎 10 克，蜈蚣 2 条。将上药水煎服，每天 1 剂，分 3 次服。

【荐方人】四川 曹勇

【引自】《当代中医师灵验奇方真传》

制附片、白芍可治帕金森氏综合征

【配方及用法】制附片（先煎）、白芍各 12 克，茯苓、生龙骨（先煎）、生牡蛎（先煎）各 20 克，丹参、白术各 10 克，肉桂（后下）3 克。常规水煎服。制附片、生龙骨、生牡蛎先煎 20 分钟，肉桂后下（只煎 5 分钟即可）。

【备注】帕金森氏综合征、老年性震颤（临床表现为四肢不由自主地抖动），属中医肝风内动范畴。

【荐方人】江西 潘少骅

【引自】《当代中医师灵验奇方真传》

紫河车、龟板可治疗肌肉萎缩

【配方及用法】紫河车1具，龟板500克，山药1000克。将紫河车、龟板焙黄，配合山药共研细末，每次服15克，每天3次。

【引自】《医话奇方》

木通治肌肉萎缩

【配方及用法】木通75克，水煎50～100毫升，每次服用25～30毫升，日服2～3次。

【引自】《辽宁中医杂志》（1977年第1期）、《中医单药奇效真传》

蛋黄淫羊藿汤可治健忘症

【配方及用法】淫羊藿40克，加水300毫升，煮到100毫升后，与煮好的蛋黄调和，即成蛋黄淫羊藿汤。每次服100毫升，每天服3次，连服半个月。

【备注】淫羊藿有滋补肝肾，益气强志，壮精力益智力之功效。对于老人昏睡，中年人健忘，元阳衰败而不能上升者，皆可使用。

黑附片、桂枝等治老年性痴呆

【配方及用法】黑附片(开水先煎2小时)12克，桂枝12克，干姜5克，炙黄芪30克，潞党参20克，白术15克，川芎12克，白芍12克，熟地20克，淫羊藿10克，菟丝子、炒杜仲、石菖蒲各15克，甘草6克。开水煎服，每天1剂，煎3次。其中黑附片剂量应从小量(5～10克)开始，用量宜小才能适应于久用，逐渐增加，最大量可用到30～60克。黄芪生用走表，炙用走里，量小则升压，量大(15克以上)则降压。口角流涎、小便清长者加益智仁、桑螵蛸，肠燥便秘者加生首乌、肉苁蓉，阴虚火旺者加知母、黄柏、地骨皮。具体剂量请遵医嘱。

【荐方人】云南 善才人

白芍、川芎等可治疗老年痴呆

【配方及用法】炒白芍 40 克，川芎 34 克，泽泻 34 克，茯苓 22 克，白术 22 克，当归 20 克。将上药烘干磨成粉，混匀，每天早、晚各服 1 次，每次 10 克，温开水送下。

【功效】此方对单纯型痴呆疗效最佳，这类病人表现为头昏、嗜睡、口齿不清、发音含糊、语言杂乱、记忆减退、行为幼稚等。

【引自】《健康时报》（1996 年 6 月 26 日）

用水牛角粉治精神病

【荐方由来】某男患者已自语独笑 4 个月，于 1976 年 7 月 27 日第二次住院。患者 1974 年 4 月因调资未达目的而逐渐出现精神失常，如乱走、独笑、多疑、妄语，1975 年 7 月 22 日首次住院。经用氯丙嗪、马桑等治疗，住院 60 天，明显好转出院，诊断为精神分裂症妄想型。出院后因未坚持服药而再次复发。本次入院后内科及神经科检查未见异常。精神检查：意识清楚，有明显的幻觉及内感性不适，情感淡漠，自知力缺失。中医检查：失眠多梦，小便黄，大便干燥，舌红无苔，脉细数。辨证为血热扰神。给以水牛角粉单独治疗，日量 21 克，分 3 次服。经治疗 1 周后，情绪好转，1 月后精神症状消失，自知力恢复，舌质转淡红，小便清，大便正常，脉平。为了巩固疗效，出院后给以小量水牛角粉维持治疗约 1 个月，随访至今，已 9 年未见异常，仍能胜任原营业员工作。

【引自】《四川成都中医学院学报》（1984 年第 2 期）、《中医单药奇效真传》

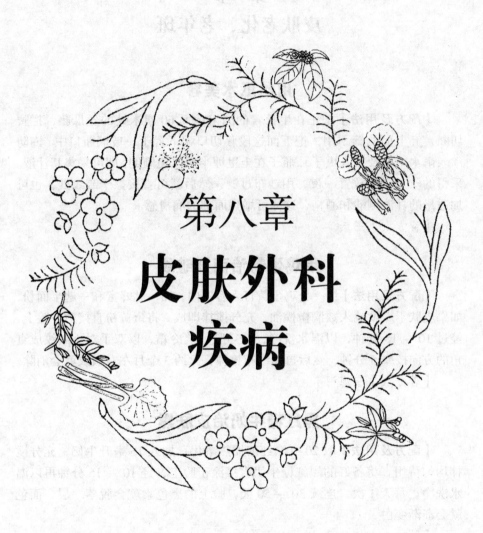

第八章

皮肤外科疾病

第一节
皮肤老化、老年斑

用丝瓜水美容

【配方及用法】把正在生长着的高出地面 60 厘米处的丝瓜藤，拦腰切断，弃上面的藤不用，把下面这段藤切口朝下置于一玻璃瓶口中（谨防渗入雨水土石及钻入虫子），瓶子在土里埋半截以免倾倒，即可采集其汁液。采得的丝瓜水要放置一夜，用纱布过滤，然后就可直接擦于皱纹处，也可加适量的甘油硼酸和酒精，这样可增强面部的润滑感。

【荐方人】王跃

用鸡蛋粉治面部皱纹

【配方及用法】将一个鸡蛋黄打入容器内，加一匙蜂蜜和一匙半面粉，如果皮肤干燥就放入数滴橄榄油，充分搅拌即成。将蛋黄粉直接敷在脸上，经过 10 ~ 15 分钟，以温水洗净，洗净脸后上冷霜，以双手对小皱纹成直角的方向按摩 5 分钟，然后再用纱布擦掉，大约 3 个月左右皱纹就会消除。

【荐方人】宁海河

黑红糖牛奶治皮肤黑

【配方及用法】取 20 克黑红糖加热溶化，加入 15 毫升牛奶，充分搅拌均匀待用。将备好的黑红糖牛奶直接涂于脸上，经 10 ~ 15 分钟再以温水洗净。每天 1 次，连续 30 ~ 50 天，脸上的黑色素就会脱落一层，面色就会渐渐变白。

【荐方人】何欣

用醋水洗脚防治皮肤老化

【荐方由来】从 1991 年 8 月起我开始用醋洗脚，3 年来从不间断。由于年岁增大脚板皮肤老化粗糙，用醋洗脚后粗糙的脚板变得润滑。另外，脚板有很多的鸡眼，走路困难，每周还要修一次脚。用醋洗脚几年，鸡眼已钙化，走路脚不痛了，减少了修脚麻烦，还能参加老年大学组织的活动。

【方法】前半年每晚在洗脚水里加放一些醋，浸泡脚 10 分钟左右；半年后每两天加醋洗一次脚即可。贵在坚持。

【荐方人】贵州　陈明祯

苡仁（薏米）治老年斑

【方法】取苡仁 50 克左右，煮熟或蒸熟，再加入白糖适量，一次吃完。老年斑轻者两个月左右可痊愈，重者需继续服用，至有效为止。

【备注】苡仁虽好，因其化湿滑利，孕妇忌用，遗精、遗尿者亦要慎用。

【荐方人】黄世荣

用康齿灵牙膏去老年斑

【荐方由来】我今年 72 岁，由于年老体弱，脸和手背、手腕都先后呈现黄、黑斑点，我用康齿灵牙膏，晚上涂抹患处。经过几天细心观察，果真下去了不少。

【荐方人】王德文

【引自】《辽宁老年报》（1997 年 2 月 3 日）

按摩可除老年斑

【方法】以拇指和示指捏紧患部（用力以不捏破表皮为适）往相反的方向拉放。经过一拉一放使黑斑周围有充血状况或紫红色为止。之后则每天用手指轻轻按摩多次（次数不限），使皮下毛细血管经过按摩得到复活疏通，黑斑得以逐渐减轻或消除。

【引自】《老年报》（1994 年 10 月 19 日）

鸡蛋清可除老年寿斑

【方法】把鸡蛋壳中剩余蛋清涂在寿斑上，每天涂 2 次。

【荐方人】曾圣仙

【引自】《老年报》（1995 年 11 月 18 日）

擦沙拉油可除老年斑

【荐方由来】我是部队在职女医务人员，52岁。近2年脸上长出了大小不等的十来块老年斑，双手背上也各有两块。我看到沙拉油含有皮肤所需要的营养成分，就试着早、晚在脸上和手背各擦1次。2个月后老年斑全消失了，而且皮肤变得有弹性，干燥现象也有好转，皱纹变得几乎看不见了。

【方法】早、晚饭后洗完脸，用示指蘸少量沙拉油往脸上、手背上擦，有老年斑处要多擦点，1瓶沙拉油可用1年。

【引自】《北京老干部》

第二节
皮肤瘙痒

用牛唾液治皮肤瘙痒

【荐方由来】有一次我脸上发痒，越抓越痒，无奈中，我家的黄牛在那里倒沫，我就用牛的唾液抹皮肤瘙痒处，立刻止痒。

【荐方人】河南　贾西森

【引自】《老人春秋》（1997 年第 4 期）

喝醋蛋液可治皮肤瘙痒

【荐方由来】我自 1983 年身患瘙痒症以来，不论春夏秋冬都奇痒难忍，特别到晚上痒得整夜不能安眠，中西医治疗均无效果。前年，我看到醋蛋液能治疗多种疾病，就如法炮制服用，喝了 3 个多月未明显见效。但我还是继续喝，没想到去年冬季奇痒好了。这是我近 7 年来舒舒服服地度过的第一个冬天。

今春初，我开始担心：老病该不会复发了吧！真不巧，3 月份，腰部又出现了一点痒症。我一边喝醋蛋液，一边用醋蛋液涂痒处，没几天就不痒了。这令我特别高兴。

【荐方人】甘肃　巍志远

用硫黄香皂能治皮肤瘙痒

【荐方由来】我每到棉衣换单衣的季节身上开始痒，特别是腿上和腰部最痒。患此病已有 6 年，用药、打针效果均不佳。后来逛市场，见到上海硫黄香皂能治身上瘙痒病，我就买了洗浴用，没想到效果还真不错。

【方法】先把身上洗一下，然后涂上硫黄香皂，涂抹上先不要冲掉，停一会再洗去。

【荐方人】河南　李龙廷

吃天麻丸可治皮肤瘙痒

【荐方由来】5 年前，我患皮肤瘙痒症，用中西药多次治疗，始终未能见效。后来我在天麻丸的说明书上看到，天麻丸不仅有祛风除湿、舒筋活络等作用，而且对于精神系统和血液系统疑难杂症有特殊疗效，因为瘙痒长期不能入睡，求医甚急，从此我开始服天麻丸治疗。谁知第一天服后，瘙痒就大大减轻，第二天服后即不再瘙痒。就这样我坚持早、晚各服 1 次，每服 4 丸，连服 1 个月后改为每晚服 1 次，每服 2 丸。现在除气候有大的变化需服 2 丸预防外，一般不服药也不瘙痒了。

【荐方人】山西 任登荣

用黄蒿治疗皮肤瘙痒

【荐方由来】我老伴患皮肤瘙痒症数年，有时胸前或背后痒，有时胳膊或腿痒。痒得严重时，不思饭食，夜难睡眠。去年冬天，一位老太太介绍一方，用黄蒿擦可根治皮肤痒。在荒草地里剪了一些黄蒿，一擦效果很好，十多次就痊愈了。黄蒿各地均有，主要生长在荒草地里。青黄蒿剪回后就能擦，若是霜打干了的黄蒿，在热水里浸泡一二分钟再擦同样有效。

【荐方人】河南 周彦亭

【引自】《老人春秋》（1997 年第 7 期）

用醋精治皮肤瘙痒

【荐方由来】我今年 70 岁，数年来离不开醋精，它是我的护肤之宝。每逢皮肤痛痒，就用醋精涂皮肤痛痒处，立即止痒，同时还可以治疗脚气病。

【荐方人】李实

【引自】《晚晴报》（1996 年 2 月 7 日）

荆芥、防风等可治皮肤瘙痒

【荐方由来】老伴前年秋后拾柴时，贪活心切，结果满身出汗，因就地脱掉绒裤而受风。事隔一天浑身痒得难受，3 天后满身起红斑点，1 个月后红斑变成脓疱，痒得不能寐，心乱不安，用手抓破皮疼痒难受。经多次治疗也不见效。后得一方：荆芥、防风各 10 克，杨树条、野薄荷、野艾、蛤蟆酥各 20 克，大粒盐 50 克，熬水，先烫后洗，3 次除根。

【荐方人】贺培银

【引自】《晚晴报》（1996年10月5日）

用樟树叶治皮肤瘙痒

【荐方由来】我已60多岁，近年来每到严冬和盛夏，由两腿或两臂开始逐步发展到全身瘙痒，病虽不大但十分难受，吃不安睡不宁。有一次，我老伴对我说："听人说过用樟树叶子能止痒，你到门口樟树上摘点叶子，放在锅内煮半个小时，用水洗患处试试。"我按此法一连洗了3次，就基本好了。以后我又将此法介绍给一位50多岁的外地老人，他也洗好了。

【荐方人】安徽 秦春兰

用金银花藤治皮肤瘙痒

【配方及用法】金银花藤或根，加少许食盐水煎，待凉后洗患处（全身痒可用其洗澡），每日3次，见效很快。去年5月，我和老伴用本方治皮肤瘙痒，2天见效。之后，农村不少人向我求此方。

【荐方人】安徽 陶莜亚

用鲜橘皮治皮肤瘙痒

【荐方由来】我今年70岁，多年来两小腿前面的皮肤奇痒难忍，经内服、外搽一些药物也无明显效果。一天晚上又奇痒，我顺手拿一块鲜橘子皮揉擦痒处，奇痒立即消失。

【荐方人】黄布真

【引自】《老年康乐报》（1996年12月6日）

用甘油治皮肤瘙痒

【荐方由来】秋冬皮肤瘙痒常使人不得安宁，本人过去深为所苦。3年前，我开始使用50%甘油涂搽，疗效甚佳。我80多岁的母亲使用后亦见奇效。

【配方及用法】甘油（药房有售）适量，置小瓶内，加入等量洁净凉开水，摇匀即可使用。洗浴后，滴数滴甘油于掌心，均匀涂搽于瘙痒处（手臂、大小腿、臀、背等），一般每天1次，瘙痒严重的可日涂搽两三次。嘴唇、手足皲裂照此涂搽也很有效。最好在瘙痒和皲裂发生前，皮肤稍感干燥时即开始使用，更感舒适。

【备注】此药优点是价廉，无毒副作用，不污衣物，不刺激皮肤，且使皮肤润泽。但切记甘油要用凉开水稀释，千万不可把纯甘油涂皮肤上，纯甘油不但不能润泽皮肤，反而使皮肤的水分失去，使皮肤更显干燥。

【荐方人】筱灵

【引自】《老人报》（1996年11月26日）

荆芥、银花等可治皮肤瘙痒

【荐方由来】我患皮肤瘙痒30多年，经多方治疗不愈。去年9月，韦先生向我介绍了一位老中医给他的处方，我按方服药1个疗程后，瘙痒痊愈，未再复发。

【配方及用法】荆芥、银花、丹皮、桑叶、连翘、苦参、黄柏、地肤子各10克，白蒺藜、白鲜皮各9克，蝉蜕3克，共放入砂罐内，加清水连煎2次。然后将两次药汁混合，按早、中、晚分3次服完。连服9剂药为1个疗程。

【荐方人】广西 梁登仁

【引自】广西科技情报研究所《老病号治病绝招》

第三节
风疹、湿疹

用艾蒿熬水治风疹

【配方及用法】取艾蒿两三棵，切成 10 厘米左右长，放入锅或盆里加适量的水熬，熬到一定程度，将艾蒿和水一起倒入脸盆里，凉到不烫手的程度捞起一把艾蒿蘸熬的艾蒿水反复搽洗风疹处，小孩子脱掉衣服站在盆里搽洗更好。这样既减轻刺痒又能消除风疹。如此这般，经过两三次搽洗，一两天内即可解除风疹病痛。

【引自】《生活保健》（1996 年 7 月 13 日）

用酒精泡桃叶涂治风疹

【配方及用法】鲜桃叶 150 ~ 200 克，泡入适量的 75％的酒精内，约 3 天后用酒精水抹患外，每日 3 ~ 4 次。一般 7 天可治愈。

【荐方人】河南 葛尚武

用黑豆可治腿部湿疹

【配方及用法】黑豆 500 ~ 1500 克 (视容器大小而定)，装入一瓷罐里 (必须是小口)，用软木塞封严罐口，然后取一笔管粗的竹管从软木中插入罐里，将罐倒置，在罐周围用火烧烤，待烧到一定程度，油即从竹管流出。这时将油接入瓶里备用。用时，先将患部用温开水洗净，将油涂上，再用桑木烧烤，烧时止痛止痒，非常舒适。如此，每天 1 次，5 次即可痊愈。

【引自】《老人天地》（1996 年第 5 期）

核桃液涂抹阴部除湿疹

【配方及用法】取尚未成熟的青核桃数个，洗净，然后用干净的小刀将核桃的青皮削下一块，此时刀口处会流出许多汁液，即用棉球蘸取核桃液往患处涂擦。边涂抹边摩擦，每天涂 2 ~ 3 次，2 天后患处周围皮肤出现结痂，可以将其揭掉，继续涂擦患处。如此反复治疗 3 ~ 5 天可痊愈。

【引自】《老年报》（1996 年 6 月 24 日）

用青黛、蒲黄可治湿疹

【配方及用法】青黛 20 克，蒲黄 20 克，滑石 30 克，共研细末备用。患处渗液者，干粉外扑；无渗液者，麻油调搽。

【功效】青黛外用可消炎、消肿、杀菌、止血、抗病毒；蒲黄可收涩止血；滑石清热止痒吸收水湿。本方用药简单，诊治方便，药价低廉，外搽或内服均可收到立竿见影之特效。

【荐方人】湖南 曹泰康

【引自】《当代中医师灵验奇方真传》

青黛、枯矾等可治急慢性湿疹

【配方及用法】青黛、枯矾、花椒各 30 克，雄黄 6 克，轻粉 10 克，硫黄 20 克，黄连 10 克，黄柏 18 克。先用 1％新洁尔灭或淡盐水清洗患处局部，用 75％酒精消毒周围，再用青黛枯椒散与植物油调匀外涂患处，用消毒纱布块包扎，用胶布固定。若渗出较多者，可先用花椒 30 克，黄连 10 克，黄柏 18 克，煎水 500 毫升，湿敷患处，每日 2 ~ 3 次；待渗出减少后，再采用青黛枯椒散外涂患处，每天 1 次，至痊愈为止。

【引自】《云南中医杂志》（1992 年第 2 期）、《实用专病专方临床大全》

用蛇床子、苦参等可治湿疹

【配方及用法】蛇床子 15 克，苦参 10 克，地肤子 10 克。将上药加水适量，煎煮 20 分钟左右，撇药汁，候温洗患处。

【引自】《小偏方妙用》

用樟脑球除湿疹

【荐方由来】我从 1984 年得了局部湿疹，奇痒难耐。尤其到晚上，症状加重，坐卧不安。为这点病，先后到北京五家大医院治疗，打针、吃药、搽药膏，用了许多方法，都不见效。偶然得到消息，说某地来了一位"神医"专治皮肤顽症，我急忙登门求医，"神医"说保证能治好。1 个月过去，"神医"给开的药全部下肚，而病情如故。

江湖郎中，实不可信。从此，我对治疗这病失去信心。正在这时，得到一治疗奇痒方：用白酒 500 毫升，加 24 粒卫生球（樟脑球），放入耐高温的容器内用火加温，至卫生球溶化后，用干净的棉花蘸着搽患处，一般 2～3 次即愈。我只用 50 毫升白酒，2 个卫生球，依法炮制，搽了不到 10 次，果有奇效。几个月过去了，长期忌口的酒、蒜、辣椒等刺激性食物，有意吃一些，也没有惹出复发的麻烦。

一个小偏方竟治好了我多年的顽疾，这才是真正的神奇。

【荐方人】翟富牛

生军、黄连等可治湿疹

【配方及用法】生军、黄连、生地榆、儿茶各 10 克，冰片 6 克，硫黄 15 克。将上药混合研极细末，用 120 目筛过下，密封备用。用时加上等蜂蜜调拌成稀糊状，用干净毛笔涂抹于患面，或用香油、凡士林调拌涂抹也可，药物涂抹后用纱布覆盖。换药时用液体清洗疮面，用镊子把自脱干痂清除后重新涂药即可。

【荐方人】新疆　杨文辉

【引自】《当代中医师灵验奇方真传》

黄连、黄柏等可治顽固性湿疹

【配方及用法】黄连、黄柏、青黛、血竭、儿茶各 10 克，蛇床子 20 克，冰片 20 克，麝香 1.5 克。先将黄连、黄柏、蛇床子、儿茶、血竭共研极细末，再放入青黛同研，最后放入冰片、麝香再研匀，储瓶密封备用。用时视湿毒疮疡面积大小，取适量，以鸡蛋油调糊状，先以生理盐水清洗患处，将能去之痂尽量去掉，再以脱脂棉擦干，将药涂上，不必包扎，干燥后可再涂，每日 3～4 次。

【荐方人】河北　宋魁三

【引自】《亲献中药外治偏方秘方》

第四节

荨麻疹

用苍术、黄柏等治疗荨麻疹

【配方及用法】苍术、黄柏、荆芥穗、蛇床子、白鲜皮、粉丹皮各12克，防风、全蝎、蝉蜕、连翘、茯苓各10克，地肤子、乌梢蛇各15克，甘草7克。水煎服。

【备注】有的患者服头一二剂时，病情可能加重，这是除风药驱邪出表之故，也是向愈的象征，继续服药很快即可痊愈。

黄芪、地肤子等可治荨麻疹

【配方及用法】黄芪、地肤子各30克，肉桂、制附子各6克，党参、白术、茯苓、赤芍、白芍、当归各12克，熟地黄15克，川芎、乌梢蛇、炙甘草各9克。将上方水煎，每天1剂，分早晚2次服。服药5剂后症状减轻者，为药症相符，可继续服；反之，则为本方力所不及。

【荐方人】山东 陆国华

艾叶酒治疗荨麻疹

【配方及用法】白酒100克，生艾叶10克。将上药共煎至50克左右，顿服。每天1次，连服3天。

【荐方人】湖北 薛振华

香菜根治荨麻疹

【方法】取十几棵香菜的根须洗净切段，煮5分钟，调上蜂蜜后，连吃带饮，对荨麻疹的红、肿、痒等症状有较好的治疗效果。

【备注】《本草纲目》：胡荽（香菜），辛温香窜，内通心脾，外达四肢，能辟一切不正之气，故痘疮出不爽快者，能发之。诸疮皆属心火，营血内摄于脾，心脾之气得芳香则运行，得臭恶则壅滞故尔。

【荐方人】庞静

用地肤子煎服治荨麻疹

【配方及用法】地肤子30克，加水500毫升，煎至250毫升，加红糖50克热服，盖被发汗，每天早、晚各1次。

【荐方人】吉林　孙俊久

【引自】《常见病特效疗法荟萃》

马齿苋草煎服加洗治荨麻疹

【荐方由来】马齿苋鲜草200～300克，加水约1500毫升，煎沸浓缩至1000毫升左右，即内服100毫升，余下药液加水适量煎沸后，捞弃药草，待汤液稍温，即可用之频频擦洗患处，每天2次。

【引自】《福建中医药》（1989年第4期）、《中医单药奇效真传》

芝麻根治荨麻疹

【配方及用法】芝麻根1把。洗净后加水煎。趁热烫洗。

【功效】清热，散风，止痒。用治荨麻疹。

蝉衣、防风等可治荨麻疹

【配方及用法】蝉衣10克、防风9克、僵蚕10克、炒黄芩15克、丹皮10克、生地15克。大便秘结加生大黄5～9克。每天1剂，煎2遍和匀，每天2～3次分服。

【功效】蝉衣、防风、僵蚕祛风止痒；黄芩清肺热；丹皮、生地凉血。

【备注】忌辛辣刺激及海味动风之食物，禁烟酒。

吃蝎蛋可治荨麻疹

【荐方由来】任某，四肢、躯干部泛发荨麻疹，骤起骤消，瘙痒剧烈，夜间尤甚，病起7年。用全蝎1只洗净，取鸡蛋1个，在顶部开一小孔，将全蝎塞入，破口向上，放容器内蒸熟，弃蝎食蛋。每天2次，5天为1个疗程。服用后果见奇效。

【荐方人】新疆　朱义臣

【引自】《浙江中医杂志》（1987年第8期）、《中医单药奇效真传》

用活蝎泡酒喝治荨麻疹

【方法】取七八只肥大的活蝎子，用清水洗净后，投入高粱酒中。蝎子在酒中翻动，尾巴会拉出一条条乳白色的细带，这细带逐渐扩散与酒相融，不一会儿蝎子即醉死瓶底。1 周后，将这瓶酒加酒兑成 2 瓶，每天喝1 小盅。

【荐方人】山东 王同武

【引自】广西科技情报研究所《老病号治病绝招》

用韭菜根捣烂搽患处治荨麻疹

【荐方由来】我舅父系浙西山区名医，现已过世。其子继承祖传，仍在故乡行医，也小有名气。我近年患荨麻疹，与表兄谈及此事，他赐民间验方一例，既简单，又方便，用后果然有效。现介绍给大家。

荨麻疹俗名鬼风疙瘩，初起时皮肤瘙痒难忍，可将韭菜根 100 克洗净捣碎，用白纱布包裹，搽患处，疙瘩会自行消退。城市找韭菜根不便，可用韭菜梗代替。

【荐方人】刘显昌

第五节
带状疱疹

冰硼散、凡士林可治带状疱疹

【配方及用法】冰硼散、凡士林。用冰硼散、凡士林各适量，调成糊状，敷于患处。每天1次。

【荐方人】河南　廖永吉

用活地龙可治带状疱疹

【配方及用法】活地龙（蚯蚓）2克，鲜韭菜根30克。将上两味洗净，捣烂，加少量香油调拌均匀，置瓶内放阴凉处备用。使用时取其液涂患处，每天2次，外用纱布固定。

【功效】清热凉血、解毒止痛。主治带状疱疹。

【引自】《河南中医》

用杉木炭治带状疱疹

【配方及用法】杉木炭（或松毛灰）若干，冰片少许，麻油适量。将杉木炭研细，加冰片，用麻油调成糊状。以棉签或毛笔蘸敷患处。每隔2～3小时局部干燥即搽敷1次。

【功效】除痒止痛。

用蜂胶制剂治带状疱疹

【配方及用法】蜂胶15克，95％酒精100毫升。将蜂胶加入95％酒精内，浸泡7天，不时振摇，用定性滤纸过滤后即得蜂胶酊。使用时用棉签蘸蜂胶酊涂患处，每天1次。涂药期间注意保持局部皮肤干燥。

【功效】解毒，燥湿，止痛。主治带状疱疹。

用针刺大骨空穴法治疗带状疱疹

【荐方由来】1982年，一个偶然的机会，我学会一个治疗带状疱疹的好方法。多年来，有不少患者采用此法获愈，疗效显著。现将方法介绍如下。

取"大骨空穴"（大拇指关节向手心方向弯曲，可见回弯处有两小骨棱突起，正中骨缝沟处即是此穴），用消过毒的针刺破双手此穴位处，出血即可，然后挤一挤。2天后水疱枯干，3天即愈。

【荐方人】河北 赵炳珊

【引自】《老年报》（1997年11月13日）

用侧柏糊治带状疱疹

【配方及用法】取侧柏叶适量，捣成黏状，加鸡蛋清调成糊状，敷于患处，外用敷料固定。每日更换1次。一般只需2次，即能结痂痊愈。此方经济简便，疗程短，大大减少了患者的病痛，优于其他方法。我用此方治愈多人，效果都不错。

【荐方人】山东 姜占先

外用蜈蚣粉治带状疱疹

【配方及用法】蜈蚣适量。将蜈蚣置于瓦片上，以文火焙干，研为细粉，加少许香油调成糊状，备用。用时涂搽患处，一般每日3～5次。

【功效】解毒，镇痛。

用蚯蚓粪调油涂带状疱疹

【荐方由来】"缠腰龙"医学上称带状疱疹。5年前，我母亲得了此病，病痛使她彻夜难眠。我为此忧心似焚，四处求医，终于得到一位老者赐方：取蚯蚓粪若干，砂锅焙干，与香油调和，涂患处。此方既简单又省钱，我母亲用了，很快就止住了痒痛，不久便痊愈。

【荐方人】王坤英

【引自】《家庭医生报》（1996年1月15日）

用王不留行治带状疱疹

【荐方由来】我从医多年，应用中药王不留行治疗带状疱疹52例，全部治愈。其中重度患者治疗1周疼痛消失，皮疹结痂；中轻度病人5天内即愈。

【配方及用法】取王不留行适量（各药店有售），放在铁锅内炒爆，炒至爆出白花，研成细粉，用鸡蛋清调成糊状，外敷患处，厚约 0.5 厘米，盖上纱布并固定，每日换药 2 次。

【荐方人】山东 梁兆松

用三黄二香散外敷治带状疱疹

【配方及用法】生大黄、黄柏、黄连各 30 克，制乳香、没药各 15 克。将上药共研细末，加浓茶叶汁调成糊状，外敷患处，干则易之。一般 1 ~ 2 日后结痂、疼痛消失，4 ~ 6 日痊愈。

【荐方人】江苏 殷大彰

【引自】《新中医》（1987 年第 2 期）

用仙人掌、粳米粉治带状疱疹

【配方及用法】新鲜仙人掌、粳米粉、米泔水各适量。仙人掌去针及绒毛，切片，捣烂，再加入粳米粉和米泔水适量。捣和均匀使成黏胶状以备用。用时将已制好的胶状物敷于患处，外盖油纸，绷带包扎固定。每隔 3 ~ 4 小时换药 1 次。

【功效】除痒止痛。

【引自】《浙江中医》

用仙人掌冰片治带状疱疹

【配方及用法】取新鲜仙人掌（视皮损面积大小而定量），去刺刮去硬皮，捣成糊状加冰片 1 ~ 2 克敷患处。1 日 1 次，连续外敷 3 ~ 7 天而愈。

【功效】临床实践证明，此法对急性腮腺炎、急性乳腺炎、淋巴结肿大、黄水疮及疮、疖、痈肿等亦有特效。

【荐方人】河南 魏瑞英、魏翠英

用蝮蛇抗栓酶治带状疱疹

【荐方由来】我在偶然的机会试用蝮蛇抗栓酶治疗带状疱疹，收到了良好效果。以后又用此药治疗 20 余人，效果均佳。用药 3 天，治愈率达 95%。经过观察，用药当天局部疼痛及灼热感消失，自感轻松，第二天病变部位干燥、结痂，第三天或第四天脱痂治愈。治愈后均未再复发。

【配方及用法】将蝮蛇抗栓酶(0.25单位)1毫升溶于生理盐水（5毫升）中，也可根据患处面积大小按比例增减。将此药均匀地涂抹于患处，让其自然干燥，每日早、晚各用药1次。

【荐方人】山东 姜艳丽

第六节
白癜风

用三黄散治白癜风

【配方及用法】雄黄 8 克，硫黄 8 克，石硫黄 3 克，密陀僧 6 克，补骨脂 10 克，麝香 1 克，轻粉 2 克，蛇床子 10 克，将上药用纯枣花蜂蜜调匀外搽，每天早、中、晚各 1 次。对汞过敏者禁用，此药慎勿入口。

【荐方人】河南　卢明

如意黑白散治白癜风

【荐方由来】去年五月，我姐夫因白癜风发作面部白色日渐扩大，他买了不少药吃了仍不见好转。后来我从一部医书中偶得"如意黑白散"，于是便试着小剂量给我姐夫服用。用后果真有了奇效，便加大剂量服用，2 个月后，白色部分已缩成黄豆粒般大小。

【配方及用法】旱莲草 90 克，白芷 60 克，何首乌 60 克，沙蒺藜 60 克，刺蒺藜 60 克，紫草 45 克，七叶一枝花 30 克，紫丹参 30 克，苦参 30 克，苍术 24 克。将上述诸药共研细末，密封收藏。每日服 3 次，每次 6 克，开水送服。也可似泡茶样服用。

【荐方人】江苏　陈广兵

用三季红酊可治白癜风

【配方及用法】三季红叶 20 克，酒精 100 毫升。将三季红叶研末，泡于酒精中，1 周后可用。

（1）每日在日光浴前后涂三季红酊 1 次，也可平常涂用（女性外阴部忌用）。

（2）日光浴的方法是：将患部暴露在日光中，要因时、因人、因地制宜，循序渐进，每天 1～2 次（最好时间在上午 8∶00～10∶00)，每次自 5 分钟开始，逐次增至每日 4 小时为止。

（3）医者可根据病人的具体情况，适当配合应用一些中草药、谷维素、硫酸亚铁等。治疗时间一般为 1 ～ 6 个月。

【备注】涂药后皮肤过敏或日光浴后局部出现水疱者，应及时治疗和处理。

【荐方人】江苏 李志如

【引自】《新中医》（1977 年第 6 期）

用熟地、女贞子等可治白癜风

【配方及用法】熟地 30 克，女贞子 30 克，墨旱莲 40 克，菟丝子 30 克，制首乌 50 克，补骨脂 60 克，蛇床子 20 克，雄黄 20 克，硫黄 20 克，白鲜皮 100 克，白附子 25 克，密陀僧 20 克。将上药共研粗末，用白酒 500 毫升，米醋 250 毫升浸泡 1 个月后外擦患部，每天 1 ～ 3 次。

【备注】本药有毒，切忌入口，擦后也要洗手，以免中毒。同时，注意皮肤的变化，发现疾病已消失，应再坚持擦几天，以巩固疗效，防止复发。

【荐方人】吴风平

【引自】《健康导报》（1996 年 12 月 4 日）

用白芷、白附子治白癜风

【配方及用法】白芷、白附子各 16 克，密陀僧 10 克，雄黄 3.5 克。将上药研细后筛去粗末，用切为平面的黄瓜尾（趁液汁未干）蘸药末用力擦患处，每天擦 2 次。

【引自】《山东中医杂志》（1985 年第 3 期）、《单方偏方精选》

用黄瓜蒂、芝麻花治白癜风

【配方及用法】黄瓜蒂 7 个，芝麻花一把，盐卤 150 毫升。将前 2 味研成细面，放入盐卤内调成糊状，抹患处，每天 2 ～ 3 次。

【引自】《实用民间土单验秘方一千首》

用猪肝、沙苑蒺藜治白癜风

【配方及用法】猪肝一具（煮熟），炒沙苑蒺藜 62 克研面。熟猪肝切小片蘸药面吃，1 天服完。

【荐方人】河北　岑效儒

【引自】广西医学情报研究所《医学文选》

用消斑丸和白驳散治白癜风

【配方及用法】（1）消斑丸：白蒺藜 250 克，桑葚子 300 克，旱莲草 200 克，丹参 150 克，白附子 90 克，甘草 80 克，蜂蜜适量，按中药蜜丸制剂法制备。每次服 9 克，早、晚各服 1 次。本方适用于白癜风之风燥型患者；若为湿热型去白附子，加女贞子 15 克，苦参 100 克；寒滞型去桑葚子，加何首乌 250 克。

（2）白驳散：蛇床子、蜜陀僧、雄黄、白芷、石硫黄、土茯苓、轻粉各适量，按中药外用散制法制备。以黄醋调成稀糊状，置瓶内密封 5 天后，取药糊用棉签涂患处，每天 2 ~ 3 次。

【荐方人】湖南　舒友艺

【引自】《当代中医师灵验奇方真传》

硫黄豆腐可治白癜风

【配方及用法】取硫黄 20 克，豆腐 250 克，将硫黄研成极细末，掺入豆腐内搅匀，用温开水于每晚临睡前一次服下。

【引自】《浙江中医学院学报》（1984 年第 3 期）、《中医单药奇效真传》

内服外用治顽固性白癜风

【配方及用法】（1）内服：补骨脂 30 克，白蒺藜 30 克，生姜 20 克，何首乌 20 克。将上药煎服，每剂 3 次。

（2）外用：补骨脂 30 克，姜汁 10 毫升。将补骨脂研末后浸入 75% 酒精 250 毫升中，5 天后加入鲜姜汁（鲜姜切片蘸药汁用之），不弃药渣，使用时摇匀外擦，每天数次，用后日晒，1 月为 1 疗程。

【荐方人】青海　吕建辉

第七节
牛皮癣

党参、苦参等可治牛皮癣

【配方及用法】党参、苦参、沙参、玄参、丹参、当归、川芎、荆芥、防风、白芷、桂枝、白鲜皮、犀角各3克，乌蛇9克。痒甚者加蝉蜕、川椒各9克；不痒者加三七3克，生地9克。将犀角单独为末，余药共为细末，混匀分为3包。每天晚饭后用黄酒冲服1包，服药前先吃3个红皮鸡蛋。首次服药后要盖被发汗。服药期间应避风。治疗期及治疗后1年内要少吃辛辣等刺激性食物。

【备注】第一次服药后的发汗，对于疗效好坏有重要作用。凡出汗透者，疗效一般较好；出汗不透或未发汗者，疗效较差。但需注意严密观察，以防过汗发生虚脱。

【引自】《赤脚医生》（1976年第5期）、《广西中医药》增刊（1981年）

将青山核桃捣碎治牛皮癣

【配方及用法】采集新鲜青山核桃，将其捣碎，用核桃汁和残渣，根据牛皮癣面积大小敷于患处，然后用纱布缠包好。待1小时左右，患处会起疱、出水，此时勿担心，大约10天左右脱皮，可治愈。

【荐方人】黑龙江 王振德

用柳条水烫洗治牛皮癣

【荐方由来】一年前，我曾经患严重牛皮癣，奇痒无比，多次求医均不见效。后来获得一民间单方，按方将柳条切成12厘米左右长，放入锅内用水煮，待水呈黑色时，烫洗患处，五六次后，牛皮癣便消失了。据说，此法可治多种皮肤病，有效率达90%以上。

【荐方人】安徽 徐国长

【引自】广西科技情报研究所《老病号治病绝招》

用断肠草治牛皮癣

【荐方由来】我身患牛皮癣已经 20 多年。患处终日渗水、结痂、掉屑，经多年医治效果不佳，时愈时犯。偶得"断肠草治牛皮癣"一方，现已用 50 多天，患处基本痊愈。

【配方及用法】将断肠草根 (鲜品) 购买或采挖回来后，用清水洗净，去掉老皮，晾干，切片 (带浆汁) 放在玻璃瓶内，用 50 度白酒浸泡 (酒浸过药即可)1 周后，可直接用浸泡的药片往患处涂抹 (涂药前将患处洗净晾干)，每日涂抹 2 ~ 3 次。如发现患处红肿，可停用一段时间后再用，直至痊愈。应继续涂药巩固一段时间，以防复发。

【荐方人】辽宁 霍汉章

用醋可治牛皮癣

【荐方由来】我有位朋友患牛皮癣多年未愈，有一次，我从单位开发办书库有关醋疗的资料上看到两条用醋治疗牛皮癣的方子，介绍给朋友试用后，当天解决了患处痒的问题，患处的银屑一搓就掉；3 天后，患处斑痕面积减少，皮肤颜色接近正常；5 天后皮肤颜色正常，解决了患者的落屑、痒疼之苦。

【方法】用棉球蘸 5 度食用醋，每天搽患处 3 ~ 4 次，5 ~ 7 天即可；或者用 5 度食用醋 250 毫升，加水 250 毫升，调成 2.5 度淡醋液，每天早晚冲洗患处 5 ~ 10 分钟后，用清水洗干净即可，一般需坚持 5 ~ 7 天。两种方法任选一种使用皆可见效。

【荐方人】新疆 白京松

用杉木汁治牛皮癣

【荐方由来】近几年，我利用业余时间采新鲜杉木汁治好牛皮癣患者 76 人。方法如下：早晨 (雨天除外)6：00 ~ 7：00，持干净刀在尾径 10 厘米以上的杉木根部皮下轻砍 1 ~ 2 刀，用酒杯或小瓶接汁，回家后用药棉蘸汁涂搽患处 (要先用盐水洗净患处)，每天 3 ~ 4 次，连用 3 ~ 5 天可有奇效。搽药期间忌食酒、辣椒。

【荐方人】广西 韦永洁

【引自】《农村百事通》(1997 年第 10 期)

用硫花蛋治牛皮癣

【荐方由来】我的一位同学患牛皮癣多年，服药，涂达克宁霜等药膏虽有效，但停药后就复发，时轻时重。在一位老中医处得到此方，抱着试试看的态度，如法炮制。用3个硫花蛋之后，顽疾祛除，2年未发。

【配方及用法】硫黄10克，花椒10克，鸡蛋1个。将鸡蛋外壳一端打开，去蛋清留蛋黄。把2味药装入鸡蛋内，用小棍搅拌混匀，温火焙干，再连同蛋壳一起研成细末。用植物油调和细末，敷在患处，1日数次。

【荐方人】湖南 李胜涛

用楮树浆治牛皮癣

【荐方由来】有一年，我颈部患牛皮癣，虽经医院治疗，均未见效。后遇老农民传授"楮树"浆擦抹法，依法早晚2次擦抹，初抹时有烧灼感，能止痒，四五天以后，皮肤逐渐恢复原状，至今未复发，患处同好皮肤一样。

取楮树浆方法：用刀在树枝上划一小口，楮树即冒出白浆。

【备注】楮树的浆水切勿滴入眼内。

【荐方人】牛正之

【引自】《安徽老年报》（1996年11月27日）

用鲜核桃皮汁治牛皮癣

【荐方由来】鲜核桃一个（七八成熟），将核桃皮削破漏出汁水，将癣皮用手抓破让其出血，用核皮汁水往患处反复擦。

【荐方人】王承礼

【引自】《晚晴报》（1997年9月13日）